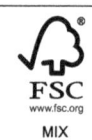

FSC
www.fsc.org

MIX

Papier aus ver-
antwortungsvollen
Quellen
Paper from
responsible sources

FSC® C105338

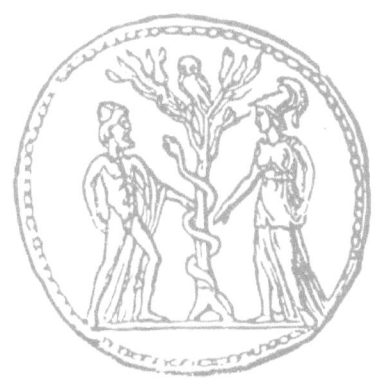

PJ-LOGBUCH

Leidfaden

Institut für klinische Orientierungshilfe
und Ausbildungsoptimierung

IMPRESSUM

Bibliografische Information der Deutschen Nationalbibliothek:
Die Deutsche Nationalbibliothek verzeichnet diese Publikation in der Deutschen Nationalbibliografie; detaillierte bibliografische Daten sind im Internet über http://dnb.dnb.de abrufbar.

Lektorat & Korrektorat: Grienberger & Haagen; Jonas Stahl
Coverdesign: Eckard

Herstellung und Verlag: BoD – Books on Demand, Norderstedt

ISBN: 978-3-7557-1331-9

GEWINNMARGEN WERDEN VOLLSTÄNDIG AN DIE KAMPAGNEN „BUNTE KITTEL" UND „FAIRES PJ" GESPENDET*.

Hinter „**Bunte Kittel**" steht der Verein „Berliner Initiative für Wandel im Gesundheitssystem e.V.". Dieser setzt sich für ein gemeinwohlorientiertes Gesundheitssystem im Sinne der Daseinsvorsorge ein: Hierzu gehören unter anderem gute Arbeitsbedingungen, verpflichtende Personalschlüssel, ein hoher Stellenwert von Aus- und Weiterbildung, eine sinnvolle bundesweite Bedarfsplanung, mehr Nachhaltigkeit sowie eine einheitliche Krankenversicherung.

Die „**Faires PJ**"-Initiative der Bundesvertretung der Medizinstudierenden (*Bvmd*) engagiert sich unter anderem für finanzielle Aufwandsentschädigungen, eine Änderung der Fehltageregelung sowie Vereinheitlichungen der Lehre.

*Spenden erfolgen ohne Gegenleistung. Nennungen von GmbHs wie *Treatfair* oder *Ethimedis* stellen unentgeltliche Empfehlungen dar.

INHALTSVERZEICHNIS

VORWORT

Wir befinden uns in einer deutschen Kleinstadt des 21. Jahrhunderts. Ich absolviere gerade das erste Tertial meines Praktischen Jahres im Bereich der Inneren Medizin und drehe mich in einem steten emotionalen Karussell aus Begeisterung, Frustration, Motivation, Selbstzweifel, Lernwille, kreisenden Gedanken, Zukunfts- und Versagensängsten, Freude, Müdigkeit, Erfolgserlebnissen und Verwirrung.

Alles begann, als ich mich – zugegebenermaßen zunächst *just for fun* – auf das Casting-Gesuch eines deutschen Privatfernsehsenders hin bewarb und es tatsächlich bis in die Endauswahl schaffte. Die Produzentin plante, PJ-Studierende während ihres gesamten Praktischen Jahres zu begleiten, um einem größeren Personenkreis Einblicke in die ärztliche Ausbildung zu verschaffen. Aus verschiedenen Gründen verlief sich das Projekt jedoch im Sande. Dennoch ließ mich der Gedanke nicht mehr los, meine Erlebnisse und Gedanken festzuhalten und mit anderen zu teilen.

Ich möchte mich mit diesem Buch in erster Linie an Medizinstudierende wenden, denen ihr PJ noch bevorsteht oder die sich schon mittendrin befinden. Ihr seid mit dem alltäglichen Wahnsinn nicht allein und werdet euch sicherlich an vielen Stellen dieses Buches in der einen oder anderen Form wiedererkennen. Denn als PJler*in befindet man sich in einem merkwürdigen Transzendenzstadium: Mal ist man der oder die frisch examinierte Student*in, der oder die im Weg steht und dem oder der nichts zugetraut wird, im nächsten Moment wird einem als vollwertigem Mitglied des ärztlichen Kollegiums eigenverantwortliches Handeln abverlangt – und dann ist man wieder die austauschbare Billig-Arbeitskraft, die zum Blutabnehmen oder Hakenhalten „abgerufen" wird.

Mit meinem Erfahrungsbericht hoffe ich, euch Tipps und Ratschläge an die Hand geben zu können, mit Hilfe derer ihr eure PJ-Zeit auf die für euch bestmögliche Art und Weise gestalten könnt. Ich persönlich habe viele unausgesprochene Übereinkünfte, Regeln und Abläufe des Klinikalltages erst nach mehreren Wochen meines PJs verstanden. Was sind meine Aufgaben? Wo stehe ich, was darf ich, wann kann ich mich einmischen, wann halte ich meinen Mund? Was muss, was soll und was kann ich lernen? Wie entwickele ich mich selbst weiter und bin ich mit meinem Fortschritt zufrieden? Was passiert, wenn ich Fehler mache? Wie gehe ich mit schwierigen Situationen im Kontakt zu Patient*innen oder Kolleg*innen um und was kann ich an diesen ändern?

Mithilfe von **Pro-Tipps**, welche ich im Laufe meines PJs mit zunehmendem Verständnis der Klinik-„Gesetzmäßigkeiten" *rückblickend* meinen Erzählungen hinzugefügt habe, möchte ich all diese Fragen anhand meiner Erlebnisse für euch aufarbeiten.

Selbstverständlich habe ich in meinem PJ viele positive Erfahrungen gesammelt. Da ich aber vorrangig auf den Umgang mit herausfordernden Alltagsproblemstellungen eingehen möchte, liegt mein Erzählfokus auf entsprechend „schwierigen" Geschehnissen. Das bedeutet im Umkehrschluss natürlich *nicht*, dass ihr euch auf eine vergleichbare Menge an Komplikationen gefasst machen müsst – ganz im Gegenteil: Ich möchte euch dazu ermuntern, möglichst unvoreingenommen und positiv in euer PJ zu starten. Dieses Buch soll euch nicht abschrecken, sondern euch das nötige Werkzeug an die Hand geben, damit ihr euch für den Umgang mit „blöden" Situationen gewappnet fühlt. Ich möchte euch ein Gefühl dafür vermitteln, dass Unsicherheiten und Zweifel menschlich sind und dass wir alle mit ähnlichen Schwierigkeiten zu kämpfen haben, auch wenn es auf den ersten Blick vielleicht nicht so wirken mag. Traut euch, aufeinander zuzugehen, euch auszutauschen und Probleme zu thematisieren.

Grundsätzlich bilden meine Erzählungen *durchschnittliche* Erfahrungswerte ab. Mein PJ war weder besonders toll noch besonders schlecht. Um euch dennoch möglichst repräsentative Eindrücke zu vermitteln, habe ich an vielen Stellen Berichte befreundeter Kommiliton*innen miteinfließen lassen.

Natürlich obliegt es am Ende jedem und jeder von uns selbst, sich in seiner oder ihrer Rolle als PJler*in im Klinikalltag zurechtzufinden. Viele Dinge versteht und verinnerlicht man erst durch eigene Erlebnisse. Trotzdem hoffe ich, dass dieses Buch dem einen oder der anderen als **orientierender Leitfaden** dienen mag – denn ungeachtet aller Hürden, Sorgen und Ängste wird jede*r von uns am Ende seinen oder ihren Weg finden und gehen.

Darüber hinaus würde ich mich freuen, wenn möglichst viele von euch nach ihrer Approbation ihren eigenen Teil dazu beitragen würden, dem Mediziner*innennachwuchs ein **PJ mit Mehrwert** zu verschaffen. Denn wenn wir uns dafür sensibilisieren, welche Ausbildung wir uns im Praktischen Jahr wünschen, können wir selbst als Ärzt*innen durch Weitergabe unserer Werte und Strukturen eine nachhaltig verbesserte PJ-Kultur schaffen, ohne auf langwierige Überarbeitungen des PJ-Curriculums warten zu müssen.

Bereits im Praktischen Jahr könnt ihr damit beginnen etwas zu verändern, indem ihr beispielsweise eure PJ-Erfahrungsberichte auf Plattformen wie jener von *PJ-Ranking* oder *Ethimedis* für eure Nachfolger*innen zur Verfügung stellt. *Ethimedis* beispielsweise haben zusammen mit der „Faires PJ"-Initiative der Bundesvertretung der Medizinstudierenden (*Bvmd*) das „Faires PJ-Zertifikat" ins Leben gerufen, welches adäquate Rahmen- und Ausbildungsbedingungen im PJ gewährleistet. Mit eurem Feedback könnt ihr auf Missstände aufmerksam machen und tragt dazu bei, insbesondere für Kliniken mit schlechten Bewertungen einen Anreiz für den Erwerb eines „Faires PJ-Zertifikats" und damit einhergehende Optimierungen zu schaffen.

Die geschilderten Geschehnisse veranschaulichen meine vielfältigen Erfahrungen während meines Praktischen Jahres. Zwecks Einhaltung von Datenschutz und Schweigepflicht habe ich selbstverständlich insofern von einer wahrheitsgetreuen Darstellung der Erlebnisse abgesehen, als dass alle Zeit-, Orts- und Personenangaben abgeändert und anonymisiert worden sind.
Ich möchte an dieser Stelle außerdem explizit darauf hinweisen, dass ausgeübte Kritik in keinster Weise dazu dienen soll, das Verhalten einzelner Personen zu beanstanden. Vielmehr möchte ich durch eine umfangreiche Abbildung verschiedenster Ereignisse einen weitreichenden Einblick in das deutsche ärztliche Ausbildungssystem ermöglichen.

Falls ihr **Anmerkungen, Kritik, Verbesserungsvorschläge oder anderweitige Anliegen äußern möchtet, schreibt mir doch gerne unter** charlotte.tverstedt@web.de. Ich freue mich über jegliche Form der Rückmeldung und bin mir sicher, dass potenzielle Folgeauflagen von euren Meinungen und Gedanken sehr profitieren werden.

KAPITEL 1

Der schreckliche Anfang
Tag 0

Ich beginne mein Praktisches Jahr an einem trüben Montagmorgen im November. Das Klinikum meiner Wahl liegt am Rande einer deutschen Kleinstadt und streitet sich mit dem Himmel darüber, wer denn nun die intensivere graue Farbe und Trostlosigkeit ausstrahlen kann. Es handelt sich um ein winziges, universitäres Lehrkrankenhaus, für das ich mich aufgrund der Nähe zu meiner Heimatstadt und der vom Haus gewährleisteten Aufwandsentschädigung entschieden habe. Ich bin aufgeregt, habe wie immer vor einem neuen Abschnitt viel zu wenig geschlafen und habe keine Ahnung, was mich erwartet. Der heutige Tag soll für uns frisch examinierte PJ-Beginner*innen als Einführungsveranstaltung dienen. Nun geht es also endlich los mit dem Ausbildungsteil, den sich die meisten Medizinstudent*innen während der verschulten Kliniksemester sehnlichst herbeiwünschen. Die Bücher werden gegen Kittel und Stethoskop eingetauscht, das theoretische Ballastwissen über Bord geworfen. Das klinische Arbeiten beginnt.

Mit einem Stapel von Einführungsunterlagen mache mich auf den Weg durch das Kliniklabyrinth zu einem Konferenzraum, in dem bereits eine Handvoll zukünftiger Mitstreiter*innen wartet. Zögerlich suche ich mir einen Platz und blicke mich um: Keiner rührt den bereitstehenden Kaffee an, niemand sagt etwas. Ich erkenne einige Gesichter wieder, man nickt sich zu. Wirklich kennen tue ich allerdings niemanden, denn ich habe während des Studiums mehrere Semester mit meiner Doktorarbeit sowie mit einem Auslandssemester verbracht. Daher befinden sich die meisten meiner Uni-Freund*innen nicht mehr am gleichen Ausbildungspunkt wie ich. Ich habe mich zwar längst daran gewöhnt, auf mich allein gestellt zu sein, aber in diesem Moment hätte ich nichts dagegen, den kommenden Studienabschnitt mit ein paar guten Freund*innen zusammen anzutreten. Trotz großer Vorfreude habe ich immensen Respekt vor dem mir bevorstehenden Jahr. Was wird in den nächsten Wochen auf mich zukommen? Nach Monaten des Lernens für das zweite Staatsexamen habe ich das Gefühl, alle meine praktischen Fertigkeiten verloren zu haben.

Um Punkt halb neun ist Anpfiff und mein Praktisches Jahr beginnt – *Trommelwirbel* – mit einer Hygienebelehrung. Wir erhalten einen Zettelstapel, der das, was uns im Folgenden erklärt wird, offenbar zusammenfasst und dessen schiere Höhe mir jegliche Lust nimmt, mich weiter damit auseinanderzusetzen.

In der nächsten Stunde beobachte ich mit mildem Interesse, wie sich eine engagierte Hygienefachbeauftragte mit einer Engelsgeduld Schutzkittel, -masken und Handschuhe an- und auszieht, sich die Hände desinfiziert und dabei umfangreiche Erklärungen von sich gibt.

Ich bin etwas irritiert, denn Schutzkittel und Handschuhe ziehen wir uns alle spätestens seit dem ersten klinischen Semester jeden zweiten Tag an und aus, und bisher ist noch nie jemand auf die Idee gekommen, zu erklären, wie das geht. Generell ist mir bei allen praktischen Aufenthalten selten ärztliches Personal begegnet, das Zeit für Anleitungen gehabt hätte; vielmehr ist grundsätzlich davon ausgegangen worden, dass ich mir sämtliche praktischen Fertigkeiten im bisherigen Studium bereits selbst angeeignet hätte.

Ich erinnere mich beispielsweise noch gut an meine erste periphere Venenverweilkanüle (VVK), die ich in meiner ersten Famulatur morgens um 8 Uhr als Antrittshandlung legen sollte. Eine Einweisung in den Ablauf, die in diesem Klinikum genutzten Materialien oder die zu versorgende Patientin hatte ich vorher nicht erhalten. Erst auf mehrmalige Nachfrage erklärte sich die zuständige Stationsärztin bereit, mir in Ruhe einmal alles zu zeigen. Vorher hatte ich nur ein einziges Mal in einem Untersuchungskurs eine VVK bei einem Kommilitonen mit unverfehlbaren Ofenrohr-Venen gelegt – damals hatte ich ein Blutbad veranstaltet, weil ich bei noch am Arm festgezurrtem Stauschlauch die Nadel rausgezogen hatte, ohne vorher einen passenden Verschluss für den Zugang bereit gelegt zu haben. Ein entsprechend mulmiges Gefühl beschlich mich in jener ersten Famulatur also bei der Vorstellung, das gleiche Unterfangen auf mich alleingestellt an einer „echten" Patientin auszuüben. Nach der auf mein Drängen jedoch tatsächlich erfolgten Einweisung funktionierte das Legen der Viggo zwar erstaunlich gut; da es für die Patientin aber nur einen Flurstuhl gab, lief versehentlich Blut auf ihre sündhafte teure Handtasche, sodass mein Erfolgserlebnis in ihrem lautstarken Gezeter unterging. Natürlich fühlte sich für vollgeblutete Taschen niemand zuständig, und so versuchte ich hilflos, die aufgebrachte Patientin zu beruhigen.

Also komme ich mir am Tag der PJ-Einführung vier Jahre später, als mir im 11. Fachsemester jemand erklären möchte, wie man Schutzkittel anlegt, grenzwertig veralbert vor.

Der interaktive Part, ergo Kittel und Handschuhe an- und ausziehen, fällt weg, da Material gespart werden muss – wir dürfen uns als Entschädigung dafür aber alle einmal die Hände desinfizieren.

Die Hygienedame wird durch den abgehetzt wirkenden PJ-Beauftragten abgelöst, dessen offizielle Begrüßung eigentlich zu Beginn der Veranstaltung hätte stattfinden sollen. Uns wird mehrfach versichert, dass wir uns bei Problemen, Wünschen und Verbesserungsvorschlägen gerne jederzeit bei ihm persönlich melden könnten. Es folgt eine Vorstellungsrunde und langsam erschließt sich uns allen, mit wem wir in Zukunft in welcher Abteilung zusammenarbeiten werden. Zu spät fällt mir auf, dass auf die Frage, in welche Richtung es später einmal gehen soll, die Antwort „ich überlege, bei meiner Doktormutter an einem anderen Klinikum als Assistenzärztin anzufangen" zwar die ehrlichste, aber nicht unbedingt die diplomatischste gewesen ist, wenn man seinen Vorgesetzten einen Anlass für eine umfassende Ausbildung geben möchte. Das ist mir dann aber auch schnell wieder egal, denn wir werden nun endlich darauf hingewiesen, dass wir den bereitstehenden Kaffee auch wirklich trinken dürfen.

Bevor wir allerdings großartig miteinander ins Gespräch kommen können, betritt die klinikinterne IT-Spezialistin den Raum. Erneut schweigend beobachten wir sie mehrere Minuten lang dabei, wie sie verzweifelt versucht, den Laptop des Konferenzraumes und danach die Kliniksoftware in Gang zu setzen. Als sie es endlich geschafft hat, folgt eine einstündige, zusammenhangslose Informationsüberflutung über die Eigenschaften und Funktionen der Patientenverwaltungssoftware, während derer sich das System regelmäßig aufhängt und die arme IT-Dame händeringend versucht uns zu versichern, dass dies auf *gar* keinen Fall die Regel ist. Ich fühle mich nach fünf Minuten so wie meine Mutter sich fühlen muss, wenn ich ihr ungeduldig im Schnelldurchlauf die Funktionsweisen ihres Laptops zu erklären versuche, und schalte ab. Aus meinem Halbschlaf werde ich im Folgenden nur durch die mitleidsvollen Lacher meiner Kommiliton*innen gerissen, weil unsere Dozentin in regelmäßigen Abständen flachste

Witze der Kategorie *mummy-jokes* reißt, die sie ganz offensichtlich seit Jahren bei jeder Veranstaltung dieser Art an den immer gleichen Stellen einbringt. Mir tut mein mangelnder Enthusiasmus ein wenig leid, denn sie gibt sich wirklich Mühe.

Während wir uns an das Kantinen-Essen gewöhnen, habe ich endlich Zeit, die anderen PJler*innen kennenzulernen. Sie studieren alle an anderen deutschen Universitäten. Wir verstehen uns auf Anhieb gut und ich bin froh, dass ich die kommenden Mittagsmahlzeiten mit lieben Menschen zusammen verbringen werde.

Im Laufe des Gesprächs stellt sich heraus, dass die anderen genauso wenig wie ich darüber wissen, was auf uns zukommen wird. Zugegebenermaßen beruhigt mich das etwas, denn zwischenzeitlich hat mich die Befürchtung ergriffen, dass ich die Einzige sein könnte, die sich für die kommenden Wochen nicht richtig gewappnet fühlt. Natürlich hätte ich mich in gewisser Weise besser „vorbereiten" können: Ich hätte mehr Erfahrungsberichte als nur eine Handvoll Klinik-Bewertungen bei *PJ-Ranking* oder im *Ethimedis*-Ranking lesen können, ich hätte mehr mit befreundeten PJler*innen sprechen können, ich hätte Lernstoff und Untersuchungstechniken wiederholen können. Stattdessen habe ich halbherzig ein paar „PJ"-Kapitel bei *AMBOSS* überflogen, bevor ich die Motivation verloren habe; wusste ich doch nicht genau, was man an meinem neuen Arbeitsplatz von mir erwarten würde. Warum sollte ich also meine dringend benötigte, vierwöchige Freizeit zwischen Examen und PJ-Start mit möglicherweise völlig unnötigem Lernen verschwenden? Ich schaltete den Computer aus und beschloss, das Praktische Jahr ohne konkrete Vorstellungen und Erwartungen unvoreingenommen auf mich zukommen zu lassen – ob es mir nun Angst machte, so subjektiv

„unvorbereitet" in dieses neue, letzte Studien-Abenteuer zu starten, oder nicht.

> **Pro-Tipp № 1:** Nutzt die Zeit nach dem schriftlichen Staatsexamen, um euch zu erholen. Ihr werdet im PJ genügend Zeit haben, euch mit allem auseinanderzusetzen, was ihr nicht ausreichend gut zu können glaubt. Wartet erst einmal ab, was überhaupt von euch erwartet wird, und ergänzt diese Erwartungen dann um eure persönlichen Lernansprüche. Nicht selten laufen Dinge in der Praxis ohnehin ganz anders als im Lehrbuch ab. **Das PJ ist zum Lernen da.** Ihr müsst nicht im Vorfeld schon perfekt sein, und sollte es Kolleg*innen geben, die das von euch erwarten, dann können sie euch mit einem freundlichen Hinweis auf die Bedeutung des Begriffs *work-life-balance* den Buckel herunterrutschen. – Wenn ihr trotzdem vorab schon Einblicke in den Klinikalltag erhalten möchtet, empfehle ich euch Erfahrungsberichte von *Ethimedis* oder *PJ-Ranking* zu lesen. Hilfreiche Informationen findet ihr weiterhin auf der Website „PJ Input" des Kompetenzzentrums Praktisches Jahr.

In Gedanken versunken stelle ich irgendwann erschrocken fest, dass ich längst beim Betriebsarzt hätte sein sollen. Ich brauche geschlagene fünf Minuten, um mit dem uralten Klinikfahrstuhl aus dem achten Stock ins Erdgeschoss zu gelangen, denn natürlich hält der knarrende, graue Blechkasten auf jeder Etage einmal an. Dann lege ich einen Sprint über das Klinikgelände hin, während ich versuche, mich im strömenden, eiskalten Regen zu orientieren. Architekt für Krankenhäuser darf man anscheinend nur werden, wenn man gewährleisten kann, dass sich nach Fertigstellen der Räumlichkeiten auf dem Klinikgelände niemand mehr zurechtfindet. *Zielloses Rumgehetze verträgt sich auf jeden Fall nicht mit dem Kantinen-Essen,* wird mir bewusst. Dies soll im Nachhinein auch der einzige nachhaltige Lerneffekt des Einführungstages bleiben.

Endlich beim Betriebsarzt angekommen, erhalte ich denselben Gesundheitscheck, den ich auch schon vor Antritt des PJs im Rahmen einer Eignungsuntersuchung von meiner Heimatuniklinik erhalten habe. Die Untersuchung ist in meinen Augen überflüssig, zumal ich auch noch einen entsprechenden Nachweis des universitären Betriebsarztes vorlege. Naja, Hauptsache, ich habe mich abgehetzt und bin klitschnass geworden.

– Warum berichte ich so ausführlich von diesem absolut unspektakulären Einführungstag? Weil es sich mir nicht erschließt, warum bei jeder einzelnen Tertial-Einführungsveranstaltung ausschließlich organisatorische Aspekte abgehandelt werden. Natürlich ist es wichtig, diese formellen Rahmenbedingungen zu thematisieren. Aber wären jene erstmaligen Zusammentreffen nicht eigentlich auch *die* Gelegenheit zu besprechen, wie die universitär vorgegebenen Tertial-Ziele aussehen, was die Studierenden von ihrem klinischen Praktikum erwarten und inwiefern diese beiden Aspekte miteinander vereinbar sind? Wäre es nicht sinnvoll, klar zu definieren, welche Aufgaben man als PJler*in hat und wie groß die jeweiligen Anteile von „Lehrzeit" und „Arbeitszeit" ausfallen sollen? Wäre es nicht möglich, an Einführungstagen *praxisrelevantes* Wissen zu vermitteln, wie zum Beispiel die Abläufe auf Station oder wie man sich im OP korrekt verhält? Warum „verschwendet" man die Zeit mit umfangreichsten Hygiene- und Software-Einweisungen, von denen in diesem Ausmaß niemand einen Mehrwert hat, anstatt uns auf die Anforderungen des Tertials vorzubereiten?

Pro-Tipp № 2: Ihr nehmt von den stundenlangen Einführungsveranstaltungen kaum etwas mit und stellt nach ein paar Wochen in der Praxis fest, dass ihr von dem am Einführungstag Gelernten nichts gebrauchen könnt?

Dann macht es anders als ich: Schluckt euren Unmut nicht einfach herunter (oder lasst euch später in einem Buch darüber aus), sondern nehmt die Dinge selbst in die Hand und führt ein Gespräch mit den PJ-Beauftragten. Gebt ihnen ehrliche Rückmeldung darüber, was euch gefehlt hat und was euren Nachfolger*innen helfen würde.

„Willkommen im Klinikalltag, Newby!"

An meinem ersten offiziellen Arbeitstag am Folgetag fahre ich viel zu früh los. Natürlich regnet es immer noch und das Klinikum hätte an diesem grauen Dienstagmorgen um 07:15 Uhr nicht trostloser aussehen können. Ich bin mir sicher, dass das ganze Gebäude grau ist, und stelle zu meiner großen Überraschung erst Wochen später fest, dass es sich um rote Backsteine handelt.

Freue ich mich auf die neue Herausforderung? Bin ich aufgeregt? Oder möchte ich einfach nur zurück in mein warmes Bett? In der Nacht vor jenem ersten Arbeitstag habe ich noch weniger geschlafen als in der Nacht zuvor. Obwohl ich mir nicht bewusst das Hirn darüber zermartert habe, was auf mich zukommen könnte, bin ich angesichts der mir bevorstehenden Ungewissheit unterbewusst wohl doch angespannter, als ich glaube.

Ich treffe meine Mitstreiter*innen vor dem Klinikeingang. Zusammen klopfen wir bei der zuständigen Sekretärin, welche sich als Urlaubsvertretung der eigentlichen Sekretärin entpuppt und entsprechend wenig mit uns anzufangen weiß. Nachdem wir der in ihrer Überforderung ganz hektisch werdenden Dame erklärt haben, was wir vermutlich bei ihr abholen sollen, erhalten wir alle ein kleines Telefon und einen Dienstschlüssel. Zwischendurch platzt die Chefin der Inneren Medizin auf dem Weg zu ihrem Büro hinein. Sie stellt sich kurz vor und fragt nach unseren Namen, dann ist sie auch schon wieder verschwunden. Da die Sekretärin in der Zwischenzeit telefonisch niemanden erreicht zu haben scheint, der sich für uns vier neue PJler*innen der Inneren Medizin zuständig fühlt, stehen wir nach unserem erfolgreichen Beutezug erst einmal wieder auf dem Flur herum. Durch die Tür hören wir, wie die Chefin sich erkundigt, „wer denn die Leute dort vor der Tür seien".

Offenbar hat niemand so richtig auf dem Zettel gehabt, dass wir kommen, und niemand weiß so richtig etwas mit uns anzufangen. *Komisch, bislang bin ich immer davon ausgegangen, dass es solche organisatorischen Probleme im PJ nicht mehr geben würde.* Doch weit gefehlt: Alles ist, wie ich es von so gut wie jedem bisherigen klinischen Praktikumsbeginn kenne.

Nach einiger Zeit erscheint dann doch eine motivierte Assistenzärztin, die sich als PJ-Beauftragte vorstellt und uns im Schnelldurchlauf das Haus zeigt. Für unser Tertial in Innerer Medizin sind in erster Linie drei Stationen relevant: Eine internistische Normalstation, welche auch als periphere Station bezeichnet wird, eine internistisch geführte Intensivstation sowie eine Zentrale Notaufnahme. Auf jeder dieser Stationen werden wir für insgesamt vier Wochen eingesetzt.

Die Besichtigung ist in dem kleinen Klinikum schneller vorbei, als sie begonnen hat und auf einmal finde ich mich im Stationszimmer der Peripherstation wieder.

Darin sitzen ein etwas älterer Assistenzarzt und eine sehr jung aussehende, andere PJlerin. Sie heißt Marianne und scheint ihr

Praktisches Jahr in der Kohorte vor mir gestartet zu sein. Die beiden stellen sich vor und heißen mich Willkommen.

Sobald ich mich umgezogen habe, schnappt sich der Arzt eine Liste der auf dieser Station einliegenden Patient*innen und erklärt mir in knappen Sätzen, warum diese stationär behandelt werden müssen. Während ich mir Notizen mache, merke ich, wie ich langsam aufgeregt werde: Jetzt geht es also endlich los. Ich werde lernen, wie es in der „echten" Praxis zugeht, ich werde nicht mehr nur die kleine Famulantin sein, sondern eine „echte" angehende Ärztin, die sich auf das „echte", in greifbarer Ferne liegende Berufsleben vorbereitet. Ich werde all diese schwierigen Krankheitsbilder *verstehen*, statt sie in erster Linie aus dem Buch zu lernen, und –

Doch da ist meine Stationseinweisung schon vorbei und es ist offenbar Zeit, weiterzuarbeiten, denn der Arzt und PJlerin-Marianne wenden sich wieder ihren Bildschirmen zu.

Ich fühle mich plötzlich hilflos und weiß nicht genau, was ich jetzt tun soll. Dem bisherigen Gespräch habe ich entnommen, dass der nächste „Programmpunkt" die Visite zu sein scheint, aber was bis dahin geschieht, erschließt sich mir auf den ersten Blick nicht. Ich würde mir wünschen, dass mir jemand kurz erklären würde, wie der Alltag in dieser Klinik abläuft und was meine Aufgaben sein werden. Danach zu fragen, traue ich mich allerdings nicht, denn ich weiß noch nicht, welches Maß an Eigenständigkeit von mir als PJlerin erwartet wird. Ich möchte nicht sofort den Eindruck erwecken, dass ich an die Hand genommen werden muss.

Also beschließe ich, mich erst einmal selbst zu beschäftigen und abzuwarten, was passiert. Ich wende mich einem Bildschirm zu und versuche, mich mit den Unterlagen der IT-Abteilung einzuloggen. Das System macht mir jedoch postwendend einen Strich durch die Rechnung. Widerwillig muss ich

Marianne nun doch um Hilfe bitten. Es gelingt ihr zwar, mich einzuloggen, aber bevor ich sie fragen kann, ob sie mir ebenfalls kurz die für den Alltag *wirklich* wichtigen Funktionen der Patientenverwaltungssoftware erklären könnte, sitzt sie schon wieder schweigend an ihrem Platz.

Naja, wird schon nicht so schwierig sein, denke ich mir, und öffne das entsprechende Programm. *Irgendetwas werde ich von den Informationen aus der Einführveranstaltung ja mitgenommen haben.* Nach wenigen Minuten des ziellosen Herumklickens komme ich jedoch nicht weiter: *Wo steht denn hier, was die Leute haben?*, frage ich mich verwirrt. Ebenso verbleibt es mir ein Rätsel, was mit den Patienten bislang geschehen ist, denn der „Verlaufsdokumentation" kann ich nur knappe ärztliche Bemerkungen entnehmen. *Ich möchte mir doch einfach nur einen Überblick verschaffen*, denke ich frustriert.

Hilfesuchend blicke ich über die Schulter. Die anderen beiden schauen mit leerem Blick auf ihre Bildschirme, klicken wild umher und hämmern in die Tasten. Sie wirken wirklich *sehr* beschäftigt.

Ein zweites Mal stören möchte ich sie nicht, und so stöbere ich ziellos durch die in dem Patientenprogramm hinterlegten Unterlagen: Der Herr in Zimmer 13 hat laut Laborwerten eine Anämie, sein Bettnachbar leidet unter einer Niereninsuffizienz. *Die Laborwerte werden ja sicherlich zu den Einweisungsdiagnosen in dieser Liste passen*, überlege ich. Doch ich kann die Blutwerte nicht mit den Diagnosen in Verbindung bringen. *Was mache ich falsch?*

Da ich keine Lösung für diese Ungereimtheiten finden kann, gebe ich es vorerst auf, eigenständig etwas verstehen zu wollen und starre vor mich hin.

Plötzlich komme ich auf die Idee, dass ich mich ja vielleicht nützlich machen könnte, indem ich *der* sagenumwobenen

15

Kern-PJler*innen-Tätigkeit nachgehe: Warum bin ich nicht vorher schon auf die Idee gekommen, dass ich Blut abnehmen gehen könnte? *Genialer Plan*, denke ich. *Dann sitzt du auf jeden Fall nicht mehr so dumm in der Gegend herum.*

Als ich mein Vorhaben äußere, wird mein temporärer Hoffnungsschimmer jedoch unmittelbar im Keim erstickt: Der Assistenzarzt weist mich kurz angebundenen darauf hin, dass das Blut längst abgenommen sei. Ich sehe dem Arzt und Marianne an ihrem Blick an, dass sie offenkundig irritiert sind, dass ich lieber *freiwillig* so etwas Langweiliges wie Blutabnehmen machen möchte, anstatt weiterhin im Arztzimmer in die Luft zu schauen.

Das untätige Herumsitzen, während die beiden anderen arbeiten, ist für mich allerdings derart unbefriedigend, dass ich mich nach einiger Zeit doch dazu durchringe zu fragen, ob ich nicht *irgendetwas* tun könne. Der zunehmend genervt wirkende Arzt dreht sich zu mir um und weist mich darauf hin, dass es doch bald mit der Visite losgehen würde. Dann trommelt er weiter in die Tasten.

Nach einer gefühlten Ewigkeit des Bürostuhl-Plattsitzens beginnt endlich die Visite. Zu dritt marschieren wir in Patientenzimmer hinein und wieder hinaus, meine Aufgabe verbleibt das Offenhalten der Türen. Die Gespräche selbst sind kurz und kommen mir recht oberflächlich vor. Anschließend werden auf dem mobilen Flur-Computer verschiedene Dinge in den jeweiligen elektronischen Patientenakten dokumentiert, welche sich mir aus den gerade stattgefundenen Gesprächen nicht wirklich erschließen wollen. Die Laborwerte der entsprechenden Patient*innen kann ich in der Kürze, in der sie vor den jeweiligen Zimmern aufgerufen wurden, nicht schnell genug einordnen, und von den angeordneten Maßnahmen begreife ich auch nichts, da ich die jeweiligen Vorgeschichten noch nicht ausreichend durchschaut habe.

Während ich der Visite hinterhertrotte, frage ich mich, warum die Patientin mit der Sauerstoffnasenbrille trotz offenkundiger Luftnot nicht auskultiert wird, warum der kreislaufstabile, fröhliche Patient in Zimmer 9 überhaupt noch im Krankenhaus bleiben muss und warum bei der Patientin mit der Lungenentzündung das Therapieregime geändert wird.

Da für die beiden anderen aber alles klar ersichtlich zu sein scheint, schlucke ich meine Verwirrung vorerst hinunter. *Ich werde es sicherlich alles bald verstehen*, denke ich mir.

Während ich so vor mich hin tagträume, beginnt der Arzt plötzlich, unser Wissen abzuprüfen. Ich kenne die Antworten auf seine Fragen, könnte also endlich einen Beitrag zum Tagesgeschehen leisten, beschließe jedoch, mich lieber zurückzuhalten, denn ich kann Mariannes Wissensstand noch nicht einschätzen: Für mich ist es eine ungeschriebene Regel, dass man sich als Student*innen weder gegenseitig bloßstellt noch sich als frischgebackener Klinik-Neuling ungebeten in den Vordergrund drängelt. Meine Sorge ist jedoch unbegründet, da auch Marianne auf alle Fragen die richtige Antwort weiß.

So schleicht der erste Arbeitstag vor sich hin. Ich stelle bald fest, dass der Arzt und Marianne ein eingespieltes Team sind, das offenbar keiner verbalen Kommunikation bedarf: Nicht selten sind beide plötzlich verschwunden, ohne dass ich mitbekommen hätte, was sie vorhaben. Genauso oft laufe ich einem der beiden hinterher, nur um herauszufinden, dass sie lediglich Papierkram erledigen, auf die Toilette gehen oder sich etwas zu essen holen.

Einerseits macht es mir Hoffnung zu beobachten, wie mühelos die beiden diesen für mich völlig neuen, komplexen Krankenhausalltag bewältigen; andererseits komme ich mir als unbeholfener *Newby* wie ein nutzloser Schatten vor – ich laufe hinterher, schaue zu und gebe mir Mühe, nicht im Weg zu stehen. Aufgaben gibt es für mich an diesem ersten Tag keine.

Um mich so aus dieser undankbaren Position herauszumanövrieren, würde ich normalerweise einfach um Hilfe bitten und äußern, was mir Schwierigkeiten bereitet. Dieses Konzept hat zumindest in meinem bisherigen Studienverlauf wunderbar funktioniert. Doch aufgrund des bisherigen Verhaltens von Marianne und dem Arzt beschleicht mich zunehmend das Gefühl, dass die grundlegenden Strukturen und Abläufe des Klinikalltages für sie von derart trivialer Natur sind, dass ich mich mit entsprechenden Nachfragen lediglich als „Nichtskönnerin, die die simpelsten Sachen nicht begreift" outen würde. Ich beschließe also, erst einmal abzuwarten.

Mein „Highlight" des Tages soll daher das Zuschauen bei der PEG-Anlage bei einer jungen, polytoxikomanen Patientin werden. Ich bin gespannt, ob wir in dieser Klinik als PJler*innen einen solchen Eingriff wohl eigenständig durchführen dürften. Schnell wird mir jedoch bewusst, dass diese Hoffnung utopisch ist, denn der Raum füllt sich rasch: Nach und nach betreten andere PJler*innen, eine Assistenzärztin sowie ein Oberarzt das Zimmer. Anscheinend wird aufgrund des desolaten Gerinnungsstatus der Patientin der Oberarzt die PEG anlegen.

Bis es losgeht, dauert es noch eine Weile. Die Patientin gibt sich Mühe, alle Junkie-Klischees zu bedienen und versucht dem Oberarzt zu versichern, dass sie ohne die mindestens dreifache Menge an Propofol auf gar keinen Fall schmerzlos schlafen werde. Der Oberarzt hingegen versucht einfühlsam, der Patientin zu erklären, dass er die passende Propofoldosis bis zum benötigten Wirkspiegel titrieren werde. Da die Patientin die in greifbarer Ferne liegende Möglichkeit eines kostenlosen Trips jedoch nicht ungenutzt lassen will, wartet sie, bis der Oberarzt von seinem klingelnden Diensttelefon abgelenkt wird, um nun den assistierenden Pfleger von der Notwendigkeit einer erhöhten Propofol-Menge zu überzeugen. „Selbstverständlich bekommen Sie etwas mehr Propofol!", verspricht dieser daraufhin beruhigend. Ich fange den Blick des Oberarztes auf. Genervt verdreht er die Augen. Die Patientin kichert aufgesetzt: „Diese Baby-Dosierungen bringen bei mir einfach *gar nichts*. Ich brauche da was Vernünftiges! Aber denken Sie jetzt bloß nicht, dass ich von dem Zeugs abhängig bin. Ne, ne, *ich* doch nicht!" „Keine Sorge, das denkt hier niemand", erwidert der Pfleger beschwichtigend.

Ich bin unschlüssig. Sollte man den Aussagen der Patientin Glauben schenken? Denn was wäre, wenn sie die Wahrheit sagt und in der Tat eine größere Menge Hypnotikum benötigt, obwohl es in Anbetracht der Umstände zugegebenermaßen naheliegender erscheint, dass sie uns etwas vormacht? Sollte man die Schmerzen der Patient*innen nicht eigentlich immer ernst nehmen?

Während ich meinen Gedanken nachhänge, beginnt der Oberarzt mit der Anlage der PEG. Die Patientin weist tatsächlich einen enormen Propofolbedarf auf und gibt selbst bei der für sie vorgesehenen Höchstdosis im Halbschlaf noch schmerzerfüllte Laute von sich. Da in dem Raum nur wenig Platz ist, können wir PJler*innen von der Behandlung nicht viel sehen, und unsere vergeblichen Repositionierungsversuche bewirken lediglich, dass alle paar Sekunden jemand anderes von uns den Weg versperrt. So gelingt es uns trotz diverser Verrenkungen nicht, die PEG-Anlage vollständig mitzuverfolgen.

Pro-Tipp № 3: Je mehr ihr euch bemüht, nicht im Weg zu stehen, desto mehr werdet ihr im Weg stehen. Mit dieser selbsterfüllenden Prophezeiung müsst ihr euch abfinden.

Als es am Ende des Tages zu einer Bauchsonographie in den Ultraschallraum geht, blüht meine Eigeninitiative noch einmal auf, denn dank zweier lernintensiver Famulaturen kann ich relativ gut mit Sonographiegeräten umgehen. Vielleicht kann ich nun endlich einmal zeigen, dass ich auch etwas kann. Ob ich wohl gefragt werde, ob ich die Untersuchung übernehmen möchte? Oder steht es mir vielleicht sogar zu, darum zu bitten, obwohl heute mein erster Tag ist?

Meine Grübelei findet jedoch schnell ein Ende, denn zu meiner Enttäuschung führt der Arzt die Untersuchung selbst durch, während Marianne und ich auf das Schwarz-Weiß-Gestöber auf dem Bildschirm starren. Wäre ich an dieser Stelle nicht ausnahmsweise selbst in der Lage gewesen nachzuvollziehen, was bei einer Abdomensonographie zu sehen ist, wären auch diese zwanzig Minuten ohne Lerneffekt verblieben.

Auf dem Heimweg reflektiere ich, warum ich mich an diesem ersten PJ-Tag so unwohl und unsicher gefühlt habe. Grundsätzlich bin ich doch aus meinen bisherigen Uni-Praktika ähnliche Abläufe gewohnt: Angefangen bei den Pflegepraktika über Famulaturen, die in fünf verschiedenen Einrichtungen stattgefunden haben, bis hin zu Hospitationen, Blockpraktika und Hiwi-Jobs – jedes Mal stand ich allein vor einem neuen Team, neuen Räumlichkeiten, neuen Standards und anderen Materialien. Jedes Mal war ich die Dumme, wusste nichts, konnte nichts; fühlte mich nutzlos, überflüssig, unwissend und hatte das Gefühl, mich aufs Neue behaupten zu müssen. Abhängig von der Einweisungsfreudigkeit und Hilfsbereitschaft der Mitarbeiter*innen wurde ich aus diesem Zustand der Unbeholfenheit nur mehr oder minder schnell befreit. Denn oft genug sind meine Eigeninitiative und mein Tatendrang auf zähen Widerstand gestoßen, meine Fragen unbeantwortet geblieben, meine Bitten nach Anleitung verpufft. So hing ich gezwungenermaßen oftmals so lange am Rockzipfel der mir vorgesetzten Ärzt*innen, bis ich durch Beobachten nach einer Weile selbst verstand, was ich zu tun hatte. All diese klinischen Praktika habe ich überstanden, die Hürde des sich ständigen Beweisens wieder und wieder überwunden.

Nun, da ich mir sicher gewesen bin, dass ich mich im PJ durch meine bisherigen Erfahrungen problemlos in die stationären Abläufe einfinden würde, fühle ich mich dennoch wieder wie eine unbedarfte Anfängerin. Dabei bin ich weder auf den Mund noch auf den Kopf gefallen, habe in der Uni immer zu den „Streber*innen" gezählt, die am meisten wussten, lerne schnell und bin generell niemand, der hilflos und faul in der Ecke herumsteht.

Es ist mir ein Rätsel, warum die wenigsten Ärzt*innen sich die Mühe machen, uns Studierende gründlich einzuarbeiten. Natürlich sind wir nur temporär in einer Abteilung eingeteilt, und die anleitende Person profitiert zugegebenermaßen je nach Praktikumsart nicht lange von ihren „zeitraubenden" Anweisungen; meiner Meinung nach überwiegt der Mehrwert einer vernünftigen, initialen Einarbeitung aber dennoch die aufzubringenden Mühen. Denn Einführungen ermöglichen Arbeitsteilung, Zusammenarbeit und entlasten die anleitenden Ärzt*innnen oftmals enorm. Ganz abgesehen davon werden sich entsprechend eingewiesene Student*innen zukünftig jedes Mal weniger unbeholfen fühlen und anstellen. Wie können die jetzigen Ärzt*innen bereits vergessen haben, wie dankbar sie einst für ihre Studien-Mentor*innen waren? Ich seufze. *Entspann dich*, denke ich. *Es wird sich auch dieses Mal im Laufe der Zeit alles zurechtrücken. So ist es doch bislang immer gewesen.*

> **Pro-Tipp № 4: Aller Anfang ist schwer.** Man sollte zwar meinen, dass es selbstverständlich wäre, dass man als

„Neuling" vor Ort eine klinische Einführung erhält, in der einem die wichtigsten Informationen über das neue Arbeitsumfeld erläutert werden (– und das passiert natürlich auch!), doch meine Erfahrungen haben mir gezeigt, dass eine gute Einarbeitung nicht immer die Regel ist. Was kann man also tun, wenn man sich bereits am ersten Tag alleingelassen fühlt?

Im Laufe meines Studiums bin ich zu dem Schluss gekommen, dass es im Wesentlichen zwei Möglichkeiten gibt, mit einer solchen Situation umzugehen: Wenn ihr wie ich das Gefühl habt, mit euren neuen „Vorgesetzen" nicht so recht auf einer Wellenlänge zu sein und euch gehemmt fühlt, „doofe" Fragen zu stellen, dann lasst die Dinge ruhig erst einmal auf euch zukommen. Mit ein bisschen Geduld und Beobachtung wird sich euch bald vieles erschließen und eure Fragen werden sich erübrigen.

Dieser Weg ist allerdings schleppend und der Lernfortschritt gering. Aus dem Studium sind wir es schließlich gewohnt, neue Dinge am besten schon gestern gelernt zu haben. Wir wollen alles auf Anhieb beherrschen und uns vor den erfahreneren Kolleg*innen nicht die Blöße geben, überfordert zu sein.

Die zweite Option ist daher: **Nachfragen**. Wo sollen wir das Praxiswissen denn hernehmen, wenn wir dafür bislang nicht ausreichend klinische Erfahrungen gesammelt haben? Niemand wird als Arzt oder Ärztin geboren. Warum sollte es also nicht okay sein, sich als Anfänger*in auch als solche*r zu verhalten? Was ist so schlimm daran, wenn gewisse Kolleg*innen vorübergehend der Meinung sind, dass man noch nicht so viel kann? Und woher sollen die anderen überhaupt wissen, was wir im bisherigen Studium gelernt haben, wenn dieser Aspekt von keiner Seite thematisiert wird?

Es ist unser gutes Recht, eingearbeitet zu werden und dies auch einzufordern. Als Beginner*innen in einem neuen Studienabschnitt müssen wir niemandem etwas beweisen. Wir *dürfen* uns nicht nur Hilfe suchen, wir *sollten* es sogar tun, denn schließlich wollen wir uns im Stationsteam einfinden und Patient*innen die bestmögliche Versorgung gewähren. Wenn ihr euch sicher sein wollt, dass „eure" Klinik gute Einarbeitungs- und Ausbildungsstrukturen bietet, achtet darauf, ob die Klinik das „Faires PJ-Zertifikat" von *Ethimedis* erworben hat oder bei *Treatfair* gelistet ist.

Good to know: Gute Ansprechpartner*innen sind übrigens eure erfahreneren Mit-PJler*innen: Ihnen gegenüber werdet ihr euch wesentlich ungehemmter fühlen, Fragen zu stellen und Schwierigkeiten zu äußern. Sie wissen, wie der Hase in eurer Klinik läuft und können euch im Gegensatz zu den Ärzt*innen oftmals expliziter erläutern, was eure Aufgaben als PJler*in sind.

Die erste Woche nimmt ihren Lauf

In den nächsten Tagen soll sich an meinem Gefühl der Unbeholfenheit und der Überflüssigkeit zunächst nichts ändern. Die Patientenauslastung der Station fällt in dieser für mich ersten PJ-Woche gering aus. Da Marianne schon länger auf der Station eingeteilt ist und prinzipiell alles zu wissen scheint, richtet sich der Arzt mit seinen Anliegen ausschließlich an sie. Bei Fachfragen den Oberarzt anrufen? – Nein, fragen wir einfach Marianne! Bei Technikproblemen die EDV-Abteilung kontaktieren? – Unnötig, Marianne kann das eh viel schneller! Es gibt eine schwierige Blutentnahme? – Marianne, auf geht's! Parallel schafft es Marianne aus mir unerfindlichen Gründen zudem, täglich unzählige Seiten in einem dicken Lehrbuch durchzuarbeiten. Dass ich im Gegensatz zu ihr den Großteil des Tages untätig in der Gegend herumsitze, scheint außer mir niemanden zu stören.

Obwohl ich mich durch die bewährte „Beobachtungsmethode" (vgl. **Pro-Tipp № 4**) im Laufe der Tage etwas besser in die alltäglichen Abläufe einfinde, empfinde ich es immer noch als schwierig, die Handlungen der anderen beiden zu antizipieren. Auch meine Eigeninitiative trägt keine Früchte, denn meine gelegentlichen Anflüge von Tatendrang werden regelmäßig im Ansatz erstickt: Als Marianne beispielsweise zum ersten Mal in meiner Gegenwart gebeten wird, eine Viggo zu legen, folge ich ihr zur Tür. Ich möchte mir gerne anschauen, welche Materialien in dieser Klinik verwendet werden und wo ich diese finden kann. Der Arzt blickt mich irritiert an. „Wir fangen eigentlich gleich mit der Visite an", sagt er kühl. „Aber wenn Braunülen-Legen für dich interessanter ist, geh' ruhig mit."

Es erschließt sich mir nicht, warum der Arzt und Marianne so wenig mit mir sprechen. Möglicherweise gehen sie davon aus, dass ich sicherlich alles begreife und mich schon zu Wort melden werde, wenn ich etwas nicht verstehe. Schließlich ist das hier ja nicht mein erstes klinisches Praktikum. Vielleicht warten sie auch nur darauf, dass ich sie endlich mit Fragen bombardiere?

Ich beschließe, mich vorsichtig an ein klärendes Gespräch heranzutasten. Doch jedes Mal, wenn ich eine Anmerkung mache, werde ich mit einsilbigen Äußerungen abgespeist.

Dadurch entwickelt sich in den ersten Tagen schnell eine gewisse Eigendynamik: Aufgrund der mangelnden Kommunikation und der mir nicht zugetrauten Verantwortung fühle ich mich zunehmend gehemmter, meine Bedürfnisse zu thematisieren. Und so schweigen wir uns auch weiterhin an.

Außerdem, überlege ich beleidigt – *warum sollte man eine neue PJlerin umfangreich einarbeiten, wenn man doch eine alte hat, die so wunderbar funktioniert?*

Am Ende der ersten Woche halte ich es nicht mehr aus. Ich fasse mir ein Herz und beschließe, endlich um Hilfe zu bitten. In gewisser Weise habe ich Glück, dass Marianne fast kompetenter erscheint als der Arzt, denn so muss ich meine Fragen immerhin nicht an ihn adressieren, sondern kann mich an sie wenden.

In einer unbeobachteten Minute bitte ich Marianne also, mir kurz zu zeigen, was sie und der Arzt eigentlich den ganzen Tag an ihren Computern machen. Obwohl es sich um eine Kommilitonin handelt, gleicht diese Frage für mich dennoch einer Erniedrigung, zeigt sie doch, dass ich im Vergleich zu den anderen nichts begreife.

Wie ich nicht anders erwartet habe, wirkt Marianne offenkundig verwirrt: Da sie die Patientensoftware offenbar schon im Mutterleib bedienen konnte, scheint sie die Möglichkeit nicht in Erwägung gezogen zu haben, dass ein normalsterblicher Neuling eine Einweisung in dieses System brauchen könnte. Warum Marianne das alles kann und weiß, habe ich nie herausgefunden.

Trotzdem rafft sie sich auf und erklärt mir geduldig, wie man die relevanten Untersuchungsbefunde und Laborwerte einsehen kann und darauf basierend Arztbriefe schreibt. Sie erklärt mir den Aufbau der Briefe und zeigt mir die klinikinternen Briefgliederungen und -textbausteine.

So simpel ist das also?! Natürlich hatte ich im bisherigen Studienverlauf einige Berührungspunkte mit dem Anfertigen von Arztbriefen, aber eine richtige Unterweisung habe ich nie erhalten. *Das lernt man doch im PJ*, habe ich immer gedacht. Nun ärgere ich mich ein wenig, dass ich mich nicht früher dazu durchgerungen habe, einmal nachzuhaken. Denn plötzlich ergibt vieles einen Sinn und ich beginne endlich zu begreifen, wie ich mich in die einzelnen Patientenfälle einzulesen habe. *Das alles ist also doch kein Hexenwerk.*

So kann ich mich in den vielen Stunden im Arztzimmer auch endlich sinnvoll einbringen und beginne, meine ersten Arztbriefe zu schreiben. Zwar stört es mich weiterhin, dass es klinisch-praktisch so wenig zu tun gibt, aber immerhin kann ich mich nun an den anfallenden Aufgaben beteiligen.

Ich lese mich in jeden Patientenfall ausführlich ein, stelle nach Abgleich mit den Diagnosen die Medikation in Frage, analysiere die Laborwerte und versuche, das bislang eingeleitete Prozedere nachzuvollziehen. *Wenn sich hier schon niemand um meine Ausbildung kümmert, dann bringe ich mir eben selbst etwas bei,* denke ich trotzig.

Leider stoße ich bei meinem Versuch der Selbstlehre immer noch auf diverse Unstimmigkeiten: Beispielsweise scheinen die Laborwerte mancher Patient*innen auch mit meinem erweiterten Softwareverständnis nicht so recht zu den Diagnosen in der Stationsliste zu passen.

Bestärkt von meinem positiven „Erklärerlebnis" mit Marianne beschließe ich, den Arzt um eine Erläuterung zu bitten. Doch als ich nachhake, warum der Ursache der Anämie des Patienten in Zimmer 13 nicht auf den Grund gegangen wird, werde ich darauf verwiesen, dass die Blutarmut aktuell das geringste Problem des Patienten sei. Auf die Frage, warum die Patientin mit der Blasenentzündung so hohe Leberwerte habe, entgegnet er mir, das wolle man gar nicht so genau wissen, die Patientin sei wegen ihrer Zystitis hier. Meine Bemerkung, dass der neue Dialysepatient ziemlich hohe Blutdruckwerte habe und eventuell eine Anpassung seiner antihypertensiven Medikation bekommen müsste, übergeht er, ohne zu reagieren.

Er behandelt mich, als ob ich von Medizin keine Ahnung hätte und meine Anmerkungen überflüssig seien. Zudem kann er es offenbar nicht unterlassen, alle meine Aussagen und Tätigkeiten pedantisch mit einem Stirnrunzeln oder spitzen Kommentar zu versehen. Für ihn, so erinnere ich mich an eine seiner Anmerkungen, ist die Innere Medizin lediglich eine Zwischenstation auf dem Weg in eine andere Abteilung, in welcher er im neuen Jahr seine eigentlich favorisierte Facharztausbildung antreten wird. Seine tagtägliche Arbeit scheint ihn daher in ihrer Banalität zu langweilen und eine entsprechende Unmotiviertheit umgibt ihn bei all seinen Tätigkeiten. Gleichzeitig wird er nicht müde, mir das Gefühl zu geben, dass *ich* all diese simplen Zusammenhänge noch nicht begriffen habe – obwohl ich mich doch am ersten Tag als an der Inneren Medizin ernsthaft interessierte Studentin vorgestellt habe.

Als in der Oberarztvisite allerdings genau jene fachlichen Aspekte in Frage gestellt werden, über die ich mir zuvor den Kopf zerbrochen habe, komme ich mir langsam etwas veralbert vor. Offensichtlich lag ich mit meinen Anmerkungen ja doch gar nicht so weit daneben, wie der Arzt meint: Der Patient mit der Anämie aus Zimmer 13, über den ich mit dem Arzt sprechen wollte, kann nicht entlassen werden, da laut Oberarzt noch eine ausführliche Anämieabklärung erfolgen soll; der Dialysepatient mit dem hohen Blutdruck muss länger bleiben, weil ab dem Folgetag eine andere Blutdruckmedikation verschrieben werden soll; und die zunehmend luftnötige Patientin mit Sauerstoffbrille, die mir in den Vortagen in der Visite aufgefallen ist, weil sie tagelang nicht auskultiert wurde, hat plötzlich eine Lungenentzündung entwickelt.
Ich seufze. Mir bleibt nichts Anderes übrig, als meinen Ärger herunterzuschlucken, denn meine Lösungsansätze gemäß

Pro-Tipp № 4 scheinen in dieser Situation keine ausreichende Abhilfe zu schaffen: Zwar hat Marianne mir mit den grundlegenden Fragestellungen helfen können, aber zu dem Arzt kann ich keinen Zugang finden. Auch wenn es mir schwer fällt hinzunehmen, dass man nicht mit allen zurechtkommen kann, habe ich es satt, trotz meiner Bemühungen wiederholt gegen eine Wand zu prallen. Ich begnüge mich also widerwillig damit, dass man mir hier nichts zutraut und bete, dass der Arzt zeitnah durch eine*n anderen Stationsärzt*in abgelöst wird.

Pro-Tipp № 5: Als frisch examinierte*r PJler*in muss man nicht gleich die ganze Welt auf den Kopf stellen wollen. Das, was wir aus dem Lehrbuch wissen, lässt sich im klinischen Alltag nicht immer umsetzen. Wir neigen dazu, uns in jedem kleinsten, veränderten Laborparameter zu verlieren und laufen dabei Gefahr, die eigentlichen Kernprobleme unserer Patient*innen zu übersehen.

Wenn wir zum Beispiel eine 80-jährige Patientin mit einer Lungenentzündung aus der Psychiatrie übernehmen, dann müssen wir weder ihre Schizophrenie perfekt medikamentös einstellen noch sie mit den Laborparametern einer 18-jährigen entlassen. Wir stabilisieren die Patientin und behandeln vorrangig ihre Pneumonie. Für anderweitige „Baustellen" holen wir uns Rat in Form von Konsilen.

Rückblickend vermute ich, dass der Arzt meine gelegentlichen Anmerkungen als persönliche Kritik an seiner Arbeitsweise aufgefasst hat und deshalb stets das Bedürfnis hatte, mich durch sein abwertendes Verhalten in meine „studentischen Grenzen" zurückzuverweisen. Vielleicht war er auch der Meinung, dass ich jenes soeben beschriebene Grundprinzip der internistischen Tätigkeit eigentlich verstehen müsste und hat meine Fragen deswegen als überflüssig abgetan. Wie dem auch sei, war auch er nur ein Mensch und lag mit seinen Einschätzungen mitunter ganz einfach daneben.

Grundsätzlich gilt: Wenn ihr die Entscheidungen eurer Kolleg*innen nicht versteht, fragt nach. Macht dabei jedoch deutlich, dass es euch nicht darum geht, Fehler anzuprangern. Sollte wirklich etwas übersehen worden sein, wird sich dies im folgenden Diskurs schon herausstellen.

Bei den täglichen Mittagessen stellen wir bald fest, dass wir alle nur wenig zu tun haben: Der Intensivstations-PJler liest den größten Teil des Tages Fachbücher, der „Notaufnahme"-PJler wartet Däumchen drehend auf Patient*innen und die Peripherstations-PJler*innen müssen sich die wenigen Aufgaben teilen. Das Krankenhaus scheint sich in einem Winterloch zu befinden.

Als ich meiner Mutter in der ersten PJ-Woche von meiner Unzufriedenheit erzähle, merkt sie an, dass ich die temporäre Ruhephase nach der zähen Lernperiode für das zweite Staatsexamen doch einfach einmal genießen solle.

Obwohl sie recht hat, empfinde ich die aktuelle Situation als unbefriedigend: Ich stehe morgens um viertel vor sechs auf, sitze täglich eine Stunde im Auto, verbringe mindestens acht Stunden mit mehr oder weniger belanglosen Schreibtischaufgaben im Krankenhaus und bin am Ende des Tages vom Schlafmangel sowie dem stetigen Nicht-gefordert-werden völlig erschlagen.

Zudem ergreift mich angesichts der Flut aus Medikamenten, Diagnosen und Untersuchungsmethoden, mit denen ich nicht eigenständig umzugehen lerne, eine zunehmende Panik bei der Vorstellung, in einem Jahr als Assistenzärztin auf mich allein gestellt zu sein. Sollte ich die Zeit nicht besser nutzen, um mir so viele Fertigkeiten wie möglich anzueignen?

Zu allem Überfluss erhalte ich von einem ebenfalls gerade ins PJ gestarteten Freund eine Sprachnachricht. Er berichtet, dass er in der chirurgischen Notaufnahme seines PJ-Klinikums von Anfang an eigenverantwortlich habe mitarbeiten dürfen. Während ich mich einerseits für ihn freue, verstärkt sich gleichzeitig mein Unwohlsein: Vom Hörensagen weiß ich, dass das PJ als letzter „entspannter" Abschnitt vor dem Arbeitsleben dazu da sein soll, erste Eindrücke vom klinischen Arbeiten zu gewinnen und praktische Fertigkeiten zu vertiefen. Alle älteren Studierenden raten einem dazu, sich bloß nicht stressen zu lassen.

Dennoch spüre ich beim Abhören der Sprachnachricht und in Anbetracht meiner eigenen, subjektiv verspürten „Unzulänglichkeit" fast so etwas wie *FOMO* (*fear of missing out*) in mir hochsteigen: Während ich den Großteil meiner momentanen Arbeitszeit am Schreibtisch verbringe und keine Erfahrungen im Patientenkontakt sammele, kann jemand anderes auf meiner Ausbildungsstufe schon eigenständig arbeiten.

Ich versuche mich zu beruhigen und daran zu erinnern, dass das klinisch-praktische Arbeiten ja erst vor ein paar Tagen losgegangen ist. Ich habe alle Zeit der Welt. Zudem halte ich mir vor Augen, dass jener Freund an einer anderen Universität einen Modellstudiengang absolviert hat. Er hat von Tag 1 an Patientenkontakt gehabt und das klinische Arbeiten frühzeitig erlernt. Meine Universität hingegen hat bis vor Kurzem das alte Modell des verschulten Regelstudiengangs angeboten. Praktische Erfahrungen waren rar, da von den klinischen Instituten nur selten effektive Untersuchungskurse angeboten wurden. Ich erinnere mich gut an einen ophthalmologischen

Untersuchungskurs, in dem wir mit 30 Studierenden um einen Patienten herumstanden.

Trotzdem bleibe ich innerlich nervös: Es wäre mir natürlich lieber, wenn ich zu denjenigen gehören würde, die wie Marianne und besagter Freund schon „alles" wissen und können. Mein PJ ist zwar noch lang, aber wenn es weiterhin so verläuft wie bisher, wie soll ich dann jemals zu einer Marianne werden?

> **Pro-Tipp № 6:** Dieses panikartige Gefühl, die verfügbare PJ-Zeit unbedingt sinnvoll nutzen zu wollen, um so viel wie möglich für die nahende Assistenzarzt-Zeit im Voraus zu erlernen, ist zwar nachvollziehbar, aber bei genauerer Betrachtung nicht zielführend. Auch, wenn ein Hauch gesunder Torschlusspanik sicherlich unserem inwendigen Fortbildungsantrieb zugutekommen mag, ist es dennoch nicht unser Studienziel, als perfekt ausgebildete Ärzt*innen aus dem Praktischen Jahr herauszuspazieren. Gerade in den ersten Tagen und Wochen sollten wir uns nicht unter Druck setzen, denn die alltäglichen Arbeitsumstände werden sich ständig verändern und sind nur selten beeinflussbar.
>
> Natürlich wird es immer jene Leute geben, die die unrealistische Vorstellung vertreten, dass wir in unseren ersten Tagen schon alles können sollten. Sie vergessen dabei allerdings gerne, dass auch sie einmal hilflose Stöpsel waren, die sich ihr Stethoskop falschherum in die Ohren gesteckt haben. *Niemand* kann ohne Übung und Erfahrung routiniert anamnestizieren, untersuchen oder Diagnosen stellen. Wir alle starten je nach universitärer Ausbildung und fachlichem Eigeninteresse von verschiedenen Ausgangspunkten und brauchen unterschiedlich viel Zeit zum Lernen und Verstehen. Hinzu kommt, dass zahlreiche As-

pekte des ärztlichen Arbeitens in keinem Lehrbuch stehen. Wir werden sie nur durch Routine, Erfahrungswerte und in Gesprächen mit anderen Ärzt*innen, Student*innen und dem Pflegepersonal begreifen.

Vergleicht euch also nicht. Kommt Zeit, kommt Rat.

Unverhofft kommt oft

Nach meiner ersten PJ-Woche bin ich zwar alles andere als begeistert, am folgenden Montagmorgen wieder in die Klinik fahren zu müssen, aber immerhin fühle ich mich aufgrund meiner neu erworbenen Patientensoftware-Skills nun nicht mehr ganz so maßlos überfordert. *Zur Not schreibe ich einfach den ganzen Tag Arztbriefe und lese ein Fachbuch,* überlege ich mir auf dem Weg.

Auf dem Weg zum Arztzimmer kommt mir Marianne mit dem Blutentnahmetablett entgegen.

Ich zögere. Bislang habe ich es peinlicherweise immer noch nicht geschafft, die zum Viggo-Legen vorgesehenen NaCl-Spritzen mit den zugehörigen Adaptern auf die richtige Art und Weise zusammenzuschrauben. Wenn ich mich allerdings nicht bald dazu durchringe, jemanden nach der korrekten Technik zu fragen, werde ich auch keine VVKs legen können. Zähneknirschend überwinde ich meinen Stolz zum wiederholten Mal und nutze die Gelegenheit, Marianne um Hilfe zu bitten.

Pro-Tipp №7: Da wir alle von unterschiedlichen Ausbildungsstufen in unser PJ starten, werden die meisten von uns zwar zur Genüge mit Blutentnahmen und VVKs vertraut sein, doch es wird unter uns auch diejenigen geben, denen die morgendliche Blutentnahmerunde aufgrund mangelnder Routine schlaflose Nächte bereitet. Ich möchte an späterer Stelle ausführlicher darauf eingehen, was für einen psychischen Stress das Erlernen von neuen (invasiven) Techniken in uns auszulösen vermag und welche jeweiligen Bewältigungsstrategien zur Option stehen. Dennoch sei an dieser Stelle schon einmal gesagt: So gut wie jede*r von uns hat irgendwann einmal panisch und innerlich zitternd vor Patient*innen gestanden, deren Venen es zu treffen galt. Das Einzige, was einem die Angst davor langfristig nimmt, ist: Augen zu und durch. Lasst euch in Ruhe zeigen, wie ihr vorgehen müsst, verinnerlicht diese Abläufe und übt im Vorfeld vielleicht zunächst erst einmal an euren Kolleg*innen. Die ersten Versuche sind für die meisten von uns nervenaufreibend und schwierig, doch mit zunehmender Übung werdet ihr merken, dass es euch nach und nach immer leichter fallen wird. Ihr werdet es am Anfang nicht für möglich halten, doch mit allergrößter Wahrscheinlichkeit wird euch das Legen von VVKs eines Tages genauso trivial erscheinen wie das Schmieren eures Frühstücksbrotes.

Der Morgen hat kaum richtig begonnen, da bekomme ich mit, wie der Stationsarzt mit einer Handvoll Kolleg*innen am Schreibtisch neben mir über einen Arzt namens Jens spricht. Jens ist aufgrund gesundheitlicher Gründe offenbar für längere Zeit nicht in der Klinik gewesen und hat die Umstellung auf das elektronische Patientenverwaltungssystem daher noch nicht mitbekommen. Bevor Jens also an seinem heutigen ersten Arbeitstag nach seiner Auszeit eine Chance bekommt, sich in die neuen Abläufe einzufinden, lässt sich mein Stationsarzt schon im Vorfeld darüber aus, dass Jens diese Umgewöhnung sicherlich nicht hinbekommen werde. Seinen Andeutungen zufolge scheint Jens generell ausgesprochen faul zu sein und seine Kolleg*innen für sich schuften zu lassen.

Er dreht sich zu Marianne und mir um. „Jens kümmert sich diese Woche um die Außenlieger*innen", berichtet er. „Eigentlich braucht man dafür keine Hilfe von PJlern, aber weil er keine Lust haben wird, selbst zu arbeiten, wird er eine von euch haben wollen." Marianne starrt regungslos in ihr Buch und ich ahne schon, welches „Schicksal" mir bevorsteht.

Es kommt, wie es kommen muss: Das Telefon klingelt und mein Stationsarzt nutzt seine Chance, mich an Jens abzuturfen (vgl. *House of God,* Samuel Shem).

„Schade", sage ich aufrichtig enttäuscht. „Jetzt habe ich mich gerade in alle unsere Patient*innen eingelesen."

Der Arzt zuckt nur gleichgültig mit den Schultern. „Macht nichts, Jens wird dir schon etwas zu seinen Patient*innen sagen." Dabei schwingt in seinem Unterton unüberhörbar mit, dass er meinen Arbeitseinsatz ohnehin für verzichtbar hält.

Ich begebe mich also mit gemischten Gefühlen auf den Weg zu Jens. Komme ich nun vom Regen in die Traufe?

Tatsächlich wirkt Jens auf den ersten Blick recht verplant und unorganisiert. Aber schon nach wenigen Minuten stelle ich fest, dass er das Herz am rechten Fleck trägt: Er hat eine unglaublich positive Ausstrahlung, erledigt seine Arbeit mit Spaß und bezieht mich von Anfang an mit ein. Von ihm erfahre ich all die Dinge, die ich bislang nicht verstanden habe. Er erteilt mir Aufgaben, lobt mich, wenn etwas funktioniert, und *redet* generell überhaupt mit mir, was einen unglaublichen Unterschied für das Arbeitsklima ausmacht. Die Zeit vergeht wie im Flug.

Im Laufe des Vormittages wird uns eine neu aufzunehmende Patientin angekündigt. „Das ist deine!", ruft Jens strahlend. Offenbar ist doch etwas dran an dem Gerücht, dass er nicht sonderlich arbeitswütig ist, aber ich freue mich dennoch sehr über meinen ersten eigenen Fall und die mir zugeteilte Verantwortung.

Die Patientin erweist sich als freundliche, ältere Dame, die mit dem Verdacht auf eine Endokarditis vorstellig wird. Während ich ihr Zimmer betrete, fällt mir ein ganzer Haufen an vergessen geglaubten Untersuchungsmethoden aus dem Examenslernplan wieder ein. Ich habe so viel Spaß daran, das detaillierte, bislang unnütze Examenswissen tatsächlich einmal gebrauchen zu können, dass ich beim Anamnestizieren und Untersuchen fast die Mittagspause vergesse. Das passiert mir normalerweise nie. Zum ersten Mal habe ich wirklich das Gefühl, eigenständig zurechtzukommen.

Jens ist mit meinem zusammenfassenden Bericht zufrieden. „Super", sagt er. „Morgen Mittag ist hier Chefinnenvisite, da kannste der Chefin dann gleich mal erzählen, was du alles herausgefunden hast!"

Halt, denke ich erschrocken, *das geht mir jetzt aber doch zu schnell – vom überflüssigen Schatten zur Handlangerin der Chefin in nur wenigen Stunden?*

Natürlich möchte ich diese Chance trotzdem nicht ungenutzt lassen: Bis in die Nacht hinein zerbreche ich mir den Kopf, wie ich die einstündige Untersuchung und Anamnese auf wenige Sätze herunterkürzen kann. Als ich endlich zufrieden bin, bleibt nicht mehr viel Zeit zum Schlafen.

> **Pro-Tipp № 8:** Ähnlich wie fürs Blutentnehmen und Viggos-Legen gilt, dass wir alle unterschiedlich geübt im Anamnestizieren und körperlichen Untersuchen sind. Ich habe mich dafür entschieden, in dieses Buch keine detaillierten Anleitungen zum Erlernen praktischer Fähigkeiten miteinfließen zu lassen. Dennoch möchte ich euch Folgendes raten, falls ihr im alltäglichen Patientenkontakt un-

sicher seid: Erstellt euch für Anamnese und körperliche Untersuchung eure eigene strukturierte „Checkliste", welche ihr je nach Fachrichtung und geforderter Ausführlichkeit unterschiedlich umfangreich ausfallen lassen könnt. Beim Anfertigen solcher Listen können euch sowohl Fachbücher als auch die Anleitungen, Tipps und Erfahrungen eurer Kolleg*innen helfen. Manchmal ist es ebenfalls empfehlenswert, zunächst verschiedene Herangehensweisen ausprobieren, um das für euch am besten funktionierende Prinzip zu ermitteln. Benutzt ruhig „Spickzettel" oder nehmt etwas zum Schreiben mit, falls es euch dadurch anfangs leichter fällt, an die wichtigsten Dinge zu denken. Manche Kliniken stellen auch strukturierte Aufnahmebögen zur Verfügung, anhand derer ihr euch orientieren könnt. Nach und nach werdet ihr eure eigenen Schemata verinnerlichen und euch an ihnen mental entlanghangeln können, ohne dabei aus dem Konzept zu geraten.

Bevor die Visite am nächsten Mittag beginnt, begrüßt die Chefin mich begeistert und fragt mütterlich, wie es mir heute ginge. Ich bin verwirrt, denn sie tut so, als ob wir uns schon lange kennen würden. Als sie hört, dass ich eine eigene Patientin betreue, ist sie völlig aus dem Häuschen und möchte direkt mit „meiner" Patientin beginnen. Bevor wir ins Zimmer gehen, werfe ich noch einen Blick auf die gerade hereinflatternden Labordaten, um mir die aktuellsten Entzündungsparameter einzuprägen. Dann stelle ich mich innerlich darauf ein, die Patientin von Kopf bis Fuß vorzustellen.

Doch zu meiner Enttäuschung führt die Chefin die „Visite" in Form eines knappen, recht unklinischen Gespräches selbst durch. Dann fängt sie an, *mir* die Krankheitsgeschichte der Patientin zu erläutern. Angesichts meines irritierten Blickes scheint ihr plötzlich aufzufallen, dass eigentlich *ich* den Fall hätte vorstellen sollen. In einem Versuch, mich doch noch miteinzubeziehen fragt sie, um welches Krankheitsbild es sich denn eigentlich handele, aber bevor ich viel sagen kann, fällt sie mir erneut ins Wort. Am Ende ihres Monologs möchte sie von mir lediglich wissen, wie hoch denn die Werte der Entzündungsparameter seien. Wie gut, dass ich vorher noch einen Blick in die Laborergebnisse geworfen habe, denn ansonsten hätte ich trotz meiner intensiven Vorbereitung ihre einzige „echte" Frage nicht beantworten können. Ich nenne verschiedene Zahlen und obwohl ich ansonsten nichts zur Visite beigetragen habe, scheint die Chefin schwer beeindruckt.

> **Pro-Tipp № 9:** Keine Panik vor Patientenvorstellungen. Sie folgen in ihrem Aufbau grundsätzlich der gleichen Struktur, welche ihr mithilfe jedes einschlägigen Lehrbuches nachvollziehen könnt. Erstellt euch ebenso wie für Anamnese und körperliche Untersuchung ein Schema F, anhand dessen sich die wichtigsten Informationen über eure Patient*innen kurz und knapp zusammenfassen lassen. Visiten sind oft chaotisch, und je nach Ärzt*in werdet ihr ohnehin nicht viel zu Wort kommen. Fokussiert euch auf die Kernaussagen und schreibt keinen Aufsatz.

Habe ich mich zunächst gefreut, dass ich im Beisein von Jens und der Chefin endlich gefordert werde, stelle ich bald fest, dass ich durch die täglichen Chefinnen-Visiten vom klinisch-fachlichen Wissen der Chefin nur einen Bruchteil mitnehmen werde: Denn während die Chefin in ihren Spezialgebieten ausgesprochen bewandt ist, ihre Untersuchungen mit akribischer Genauigkeit erledigt und mir zu meiner Freude im Rahmen letzterer jedes Mal eine Menge erklärt, begnügt sie sich in den mittäglichen Visiten häufig damit, Smalltalk zu führen, den Patient*innen knappe Fragen zu stellen und sie im

Folgenden lediglich oberflächlich über die weiteren Behandlungsschritte aufzuklären. Ihre Patient*innen sind nach diesen Gesprächen selbstverständlich nicht immer zufrieden. Einmal quält sich eine luftnötige Patientin, der die Chefin zuvor mit den Worten „den hatten Sie jetzt lange genug!" den Sauerstoff weggenommen hat, zum Arztzimmer und bittet darum, dass ihr jemand den Inhalt der am Morgen stattgefundenen Visite noch einmal erklären könne.

Von der Chefin haben zwar augenscheinlich alle Klinikmitarbeiter*innen eine hohe Meinung, doch etwas mehr Einsatz in Sachen Patient*innen-Kommunikation würde ihr sicherlich nicht schaden. Anrechnen muss ich ihr in jedem Fall, dass sie mich in allen Patientenzimmern namentlich als PJlerin vorstellt, obgleich sie sich meinen Namen auch nach mehreren Wochen nicht merken kann.

> **Pro-Tipp № 10:** Chefärzt*innen sind auch nur Menschen. Ihre Anwesenheit mag aufgrund ihrer respekteinflößenden Position sicherlich bei dem ein oder der anderen ein mulmiges Gefühl auslösen, doch sind sie in der Regel zu beschäftigt, um sich zu merken, wie mehr oder minder unbeholfen sich ihre neuen PJler*innen anstellen. Ein freundlicher Umgang miteinander ist selbstverständlich und jederzeit wichtig, aber ihr müsst niemanden lediglich aufgrund seiner oder ihrer Stellung mit eurem Wissen oder Können beeindrucken.

Trotz Chefinnen-Visiten habe ich endlich das Gefühl, etwas zu lernen und bin geradezu enttäuscht, als es nach einer Woche wieder zurück zu meiner Ursprungsstation geht. Insbesondere würde ich es gerne vermeiden, wieder in den lethargischen Zustand der Nicht-Kommunikation zurückzufallen.

Doch ich habe Glück, denn mein nicht mit mir redender „Lieblingsstationsarzt" aus der ersten Woche ist offensichtlich aktuell auf der Intensivstation eingeteilt. Stattdessen arbeite ich nun mit einer Assistenzärztin zusammen. Sie heißt Emily und ähnlich wie mit Jens komme ich von Anfang an gut mit ihr zurecht: Sie nimmt mich ernst, beantwortet meine Fragen und erklärt mir Vieles. Insbesondere lässt auch sie mich eigene Patient*innen betreuen, wodurch ich in kürzester Zeit enorm viel dazu lerne.

Als wir uns in einer Frühstückspause mit einer weiteren Ärztin namens Hanna einmal in Ruhe unterhalten, stelle ich fest, dass Emily es in ihrem Werdegang nicht immer einfach hatte. Vor allem im vorklinischen Pflegepraktikum haben wir beide ähnlich unschöne Erfahrungen gesammelt: Unter anderem berichtet Emily mir von Schwestern, die abfällige Kommentare über einen Ausschlag an ihren Armen machten, welcher ihr auch ohne das fiese Grinsen ihrer Kolleginnen schon peinlich genug war.

Während ich ihren Erzählungen lausche, erinnere ich mich wieder lebhaft daran, wie ich in meinem Pflegepraktikum angekeift wurde, als ich in der Essenspause mit meinem Vater telefonisch besprach, wann er mich nach Feierabend abholen könnte. „Während deiner Arbeitszeiten hast du nicht zu telefonieren!", fuhr mich der stationsleitende Pfleger an. Derselbe Pfleger zwang mich wöchentlich, die komplette Station nach abgelaufenen Materialien zu durchforsten. Stunden über Stunden räumte ich Schränke ein und aus, um die tausenden darin lagernden, einzeln verpackten Gegenstände auf ihr Haltbarkeitsdatum zu prüfen. Als ob das nicht reichen würde, nutzte der Pfleger jede Kleinigkeit, um mich zurechtzuweisen. Dabei war ich ausgesprochen freundlich, motiviert und tat alles, um nicht negativ aufzufallen: Wenn morgens in der Frühstückspause die Klingel schrillte, verzichtete ich auf mein Essen und setzte die Patient*innen mit Diarrhö auf ihre Bettpfannen, während die Pflegekräfte in Ruhe weiter frühstückten. Ich erledigte ihre Aufgaben, wenn sie die zehnte Raucherpause in Folge machten und schreckte auch vor unangenehmen Tätigkeiten nicht zurück. Einmal nahm ich mir besonders viel Zeit, um einem querschnittsgelähmten Patienten etwas Gutes zu tun und ihn in Ruhe zu waschen. Doch vom Flur aus brüllte mir der Pfleger schon bald zu, dass ich in die Gänge kommen solle, weil der alte Herr gar nicht so viel Hilfe benötigte, wie er behaupten würde. Der Patient hörte das Gemeckere und brach in Tränen aus. Auch ich weinte einmal fast, als besagter Pfleger mir aufgrund des „riesengroßen" Infektionsrisikos ein zierliches Armband abschnitt, welches für mich einen großen Symbolwert hatte. Dass ich das Armband mithilfe der von mir immer getragenen Handschuhe bedecken konnte, interessierte ihn nicht. Rückblickend grenzte sein Verhalten an Mobbing.

Hanna seufzt. „Nette, hübsche Frauen haben es im Krankenhausalltag oft nicht einfach", sagt sie.

Ich denke anschließend länger über unser Gespräch nach. Obwohl Hannas Bemerkung klischeebehaftet geklungen haben mag, ist an ihrer Aussage etwas dran: Im Laufe des Studiums habe ich unzählige Situationen erlebt, in denen ich von erfahreneren, primär weiblichen Kolleginnen inadäquat behandelt worden bin. Den Berichten befreundeter Studierender zufolge erging es ihnen ähnlich. Natürlich möchte ich keine generalisierenden Aussagen treffen: Die Mehrzahl meiner Erfahrungen mit klinischem Personal war durchweg positiver Natur. Dennoch frage ich mich, wie und warum es ab und an zu solch unschönen Zwischenfällen kommt. Ist das Zusammenarbeiten mit klinischen Anfänger*innen derart nervenaufreibend, dass im Ausbildungsstand fortgeschrittenere Mitarbeiter*innen früher oder später dazu neigen, unfreundlich zu werden? Oder ist ihr Verhalten in erster Linie auf eigene Unzufriedenheiten zurückzuführen? Gibt es weitere Gründe, die ich aktuell noch nicht überblicken kann? Und, so überlege ich weiter, komme ich mit Emily eventuell deshalb so gut zurecht, weil wir beide aufgrund unserer negativen Erfahrungen frühzeitig gelernt haben, wie wir *nicht* behandelt werden wollen? Ich zumindest habe aus diesen erniedrigen Momenten mitgenommen, dass ich mit einem anderen Menschen niemals derart respektlos umgehen möchte.

~

Bei all der Ernsthaftigkeit möchte ich zwischendurch auch einmal von ein paar einprägsamen Begegnungen berichten, die mich noch heute zum Schmunzeln bringen:

Ich begleite Emily dabei, wie sie einer rund 70 Jahre alten Patientin mit mehreren kardiovaskulären Risikofaktoren aufgrund ihres auffälligen Belastungs-EKGs dazu rät, eine Koronarintervention mit Stentimplantation durchzuführen.
„Ne, das mach' ich nicht!", sagt die Frau bestimmt. „Dann müsste ich ja Marcumar einnehmen!" „Warum denn Marcumar?", fragt Emily verwirrt. „Laut aktueller Leitlinie würden Sie temporär einen hochpotenten Gerinnungshemmer in Kombination mit niedrigdosiertem ASS einnehmen, und in der Folge bräuchten Sie dann nur noch ASS anzuwenden."
Die Patientin scheint kurzzeitig aus ihrem Konzept gebracht, doch sie fängt sich schnell wieder und entgegnet: „Das ist ja noch schlimmer, dann würde ich ja gleich zwei Tabletten

einnehmen! Und bleiben Sie mir bloß fern mit ASS! Ich habe so viele Studien über die Nebenwirkungen von diesem Teufelszeug gelesen, das möchte ich nicht in meinem Körper haben! Haben Sie eine Ahnung, wie lange ich gebraucht habe, bis meine Haare und Nägel nicht mehr ständig abgebrochen sind? ASS würde meine Erfolge sofort wieder zunichte machen, das habe ich in den Studien gelesen!"

Emily und ich werfen uns einen Blick zu: Macht die Frau Scherze? Doch die Patientin ist sich absolut sicher: Ein Stent kommt für sie nicht in Frage. Sie hat zu viel Angst um ihre schönen Haare.

Der Oberarzt möchte einen alten, dementen Herren zum zweiten Mal über seine Lungenkrebsdiagnose aufklären. Sein neugieriger, ebenso alter Bettnachbar wittert, dass etwas Spannendes geschehen wird, und spitzt erwartungsvoll die Ohren. „Na, was hab' ich denn?", fragt der demente Patient. Bevor der Oberarzt antworten kann, kräht es vom Nachbarbett: „Das würd' ich aber auch gerne wissen!" Der Arzt blickt verwirrt auf und weist den neugierigen Patienten ermahnend auf die einzuhaltenden Diskretionsmaßnahmen hin, bevor er dem dementen Herren von seiner Erkrankung berichtet. „Ohaueha!", entgegnet der Lungenkrebspatient ehrfürchtig. „Donnerwetter, das ist ja furchtbar!", kommentiert das Nachbarbett entzückt. Der Oberarzt sendet dem Mann einen warnenden Blick zu, während er beginnt, dem dementen Patienten seine Behandlungsmöglichkeiten aufzuzeigen. Der Bettnachbar lauscht gebannt. Als der Arzt dem Krebspatienten abschließend zu einer Operation rät, nickt der Patient im Nachbarbett zustimmend: „Jaa, das würd' ich auch tun!"

Bei der morgendlichen Blutentnahmerunde berichtet ein betagter Patient meiner Mit-PJlerin: „Wissen Sie waaaas, Frau

Doktor? Ich hab' immer so einen Durst!" „Na, dann müssen Sie vielleicht mehr Wasser trinken!", entgegnet meine Kollegin. Der alte Mann schaut uns verwirrt an. „Neee, Ladies, ich mein – was Richtiges! Also, so'n schönes Bierchen zum Beispiel! Meinen Sie nicht, dass ich so etwas hier abends mal bekommen könnte, Frau Doktor?" Während der winzige Patient spricht, hangelt er sich galant an seinem Infusionsständer auf die Beine und blickt meine Kommilitonin mit einem neckischen Augenaufschlag von unten herauf an. Diese verneint sein Gesuch grinsend.

Die Tatsache, dass der Patient von meiner Ko-PJlerin sehr angetan zu sein scheint, zahlt sich in der darauffolgenden Visite aus: Als sich das Gespräch zu den Argumenten für die Einrichtung einer regelmäßigen Fußpflege wendet, welche der Patient seit Tagen vehement ablehnt, ignoriert der alte Herr den Stationsarzt vollständig und klimpert stattdessen träumerisch in Richtung meiner Kommilitonin: „Sie haben ja *so recht*, Frau Doktor!"

Nachdem wir das Zimmer verlassen haben, um auf dem Flur der Dokumentation nachzugehen, dauert es keine zwei Sekunden, bis sich die Tür öffnet. Der alte Herr streckt die Nase aus dem Zimmer und ruft den Flur hinunter: „Hat hier jemand mal'n vernünftiges Nachthemd für mich? In diesem Fummel fühl ich mich wie am FKK-Strand!" Eine Schwester kommt mit einem größeren Patientenhemd zu ihm. „Phänomenal-fantastisch!", jubelt der Patient und tapert zurück in sein Zimmer. Da die Tür mittlerweile durch den Wind zugefallen ist, klopft der alte Herr an, bevor er in das leere Zimmer tritt. „Nicht erschrecken, ich bin's nur!", ruft er dabei fröhlich.

Ich begebe mich zur Blutentnahme bei einer Patientin mittleren Alters, die initial aufgrund einer exazerbierten COPD vorstellig geworden ist. Die Frau jammert unterbrochen und hält sich die Hüfte. „Aaaach, diese *Schmeeeerzen*. Das kann man sich gar nicht vorstellen, welche *Schmeeerzen* ich erleiden muss!"

Auf meine Nachfrage hin stellt sich heraus, dass die Frau vor einigen Tagen vom Pferd gefallen ist. „Aber das röntgt hier ja niemand!", meckert die Patientin. „Ich versteh das nicht, warum das nicht schon längst geröntgt worden ist!" Vorsichtig weise ich die Dame darauf hin, dass ich mir gar nicht vorstellen könne, dass im Falle andauernder sturzbedingter Schmerzen noch keine Bildgebung erfolgt sei. „Doch, doch!", protestiert die Patientin. „Niemand kümmert sich hier um mich! Dabei hab' ich solche *Schmeeeerzen*, ach du aaahnst es nicht!" Ich frage die Patientin freundlich, ob sie vielleicht ein stärkeres Schmerzmittel haben möchte. „Das bringt doch alles nichts!", tönt die Frau wehleidig. „Ich nehm' ja schon *so* viele Schmerzmittel, aber gegen diese *Schmeeerzen* hilft ja einfach wirklich *gaaar nichts*! Ach, was muss der Mensch bloß alles aushalten!" Langsam beginnt die Wehleidigkeit der Patientin, meine Geduld zu strapazieren. „Einzig dieser nette Mann!", ruft sie plötzlich verträumt aus. „DER hat sich gut um mich gekümmert, der hat mir so eine Flüssigkeit an die Vene gehängt …" Mit verzücktem Gesichtsausdruck verliert sie sich kurz in ihren Gedanken. „Aber glauben Sie mal ja nicht, dass mich hier mal einer röntgen würde!", keift sie dann.

Bei der Visite am nächsten Morgen liegt die Frau quietschfidel im Bett. „Was machen denn die Schmerzen?", möchte die Chefärztin wissen. „Ach, Frau Doktor", sagt die Patientin mit betont tapferer Miene. „Es geht schon einigermaßen." Wie ich es vermutet habe, ist am Morgen des Vortages tatsächlich ein CT gelaufen, doch dieses hat keinen Anhalt für einen Bruch liefern können. „Hab' ich's doch gleich gesagt", behauptet die Patientin und blickt mich triumphierend an. „Ein Bruch hätte ganz anders wehgetan!"

Als wir das Visitengespräch auf dem Flur dokumentieren, kommt die Dame aus ihrem Zimmer geschlichen, um sich erneut an die Chefärztin zu wenden. „Wie kann es denn sein, dass mir alles *sooo weh* tut, Frau Doktor?" „Na ja, Sie haben eine ordentliche Muskelprellung!", erklärt die Ärztin geduldig. „Das ist ja unglaublich!", ruft die Dame. „All dieses *Leid* von einer *Muskelprellung*?!"

Sie beginnt, sich warmzureden und schweift inhaltlich bald zu ihrem aktuellen Stuhlgangsverhalten ab. Ich finde, dass sich die Chefärztin ihren distanzlosen Redeschwall bemerkenswert lange gefallen lässt, während sie parallel durch die Papierakten blättert.

Doch irgendwann scheint es auch ihr zu reichen: „Hören Sie mal, Frau Homanns, ich muss nun wirklich weiterarbeiten, in Ordnung?" „Selbstverständlich, Frau Doktor, entschuldigen Sie vielmals!", flötet die Patientin und es hätte mich nicht überrascht, wenn sie einen Knicks vor ihr gemacht hätte. Die Dame humpelt betont langsam zu ihrem Zimmer zurück. Auf dem Weg dorthin begegnet sie drei Pflegerinnen, welche alle reflexartig einen Schritt zurücktreten. „Wissen Sie, ich hab' ja solche *Schmeeerzen!*", teilt sie ihnen mit leidgeplagter Miene mit.

An die Arbeit mit Jens und Emily hätte ich mich gewöhnen können: In ihrer Gegenwart fühle ich mich respektiert, gefordert und habe trotz meiner initialen Zweifel das Gefühl, Fortschritte zu machen. Die Zeit vergeht wie im Fluge und meine Arbeit bringt mir Spaß.

Was ist geschehen, um mich aus dem „Loch" meiner ersten PJ-Woche, in der niemand mit mir sprach und mir keiner etwas zutraute, zu befreien? Wie kam es zu den Erfolgserlebnissen der sich an die erste Woche anschließenden Tage, in denen ich eigenständig und für alle Beteiligten zufriedenstellend arbeitete? Was war mein Zaubertrick? – Es gab keinen. Ich habe an meinem Verhalten und an meinem Wissen nichts verändert. Lediglich die äußeren Umstände, hier verkörpert durch die sozialen Interaktionsfähigkeiten meiner Supervisor*innen, haben sich gewandelt.

> **Pro-Tipp № 11:** Wie viel wir von unserem PJ mitnehmen, ist primär von Lehrmotivation und „pädagogischer" Befähigung der uns supervisierenden Ärzt*innen abhängig. Mir ist bewusst, dass ich diese Thematik im Laufe dieses Buches wiederholt aufgreife, aber ich möchte sicherstellen, dass ihr mitnehmt, wie essenziell wichtig für eine funktionierende Ausbildungs- und Arbeitskultur es ist, vernünftig miteinander zu kommunizieren und respektvoll miteinander umzugehen.
>
> Grundsätzlich ist es im Falle von Schwierigkeiten daher immer ein guter Ansatz, ein klärendes Gespräch zu suchen. Solltet ihr jedoch zu dem Schluss kommen, dass eine Unterhaltung nicht unbedingt zielführend sein würde – zum Beispiel, weil ihr euch von vorneherein nicht ernst genommen fühlt oder es ohnehin absehbar ist, dass ihr mit dieser „schwierigen" Person nicht lange zusammenarbeiten müsst – dann versucht, diesen Ärzt*innen aus dem zu Weg gehen: Wendet euch an Kolleg*innen, die euch ein positives Gefühl geben, lest eure Bücher, geht früher nachhause. Kurzum: Macht euer Ding und versucht, den unfreundlichen Umgang eurer Kolleg*innen nicht persönlich zu nehmen.

Leider ist mein wortkarger „Lieblingsstationsarzt" früher wieder von seiner Intensivstations-Rotation zurück, als ich es mir gewünscht hätte.

Zunächst verspüre ich die naive Hoffnung, dass sich mein in den letzten Tagen gewachsenes Selbstbewusstsein positiv auf unsere Zusammenarbeit auswirken könnte. Zudem hat Marianne ihr Tertial beendet, und nun wird der Arzt doch sicherlich mich mit den Aufgaben betrauen, welche er sonst Marianne hat zukommen lassen?

Weit gefehlt. Nach einem kurzen Wortwechsel arbeiten wir wieder schweigend nebeneinanderher. Den anderen Kolleg*innen gegenüber redet der Arzt wie ein Wasserfall, mir jedoch sagt er nicht einmal Bescheid, wenn er größere Untersuchungen durchführt. Da ich ihm nicht ständig hinterher telefonieren möchte, finde ich ihn oftmals erst, wenn er mit den spannenden Dingen schon fertig ist. Es scheint dem Arzt egal zu sein, ob ich anwesend bin, und ich fühle mich erneut unwillkommen und unwohl.

Um trotzdem einen nützlichen Beitrag zu leisten, investiere ich viel Zeit und Mühe in das Schreiben von Arztbriefen. Nach einigen Tagen stelle ich allerdings fest, dass meine ausführlichen Epikrisen jedes Mal kommentarlos umgeschrieben werden. Ich erkenne die Berechtigung dieser Verbesserungsvorschläge zwar oft an, verstehe aber nicht, warum der Arzt meine Texte nur stillschweigend abändert, anstatt mich an seiner konstruktiven Kritik teilhaben zu lassen. Obwohl ich in der Abwesenheit jenes Arztes viele positive Erfahrungen mit Jens und Emily sammeln konnte, merke ich nun, wie ich von Stunde zu Stunde wieder unzufriedener werde. *Warum komme ich mit diesem Mann einfach nicht zurecht?*

Ich bin unausgelastet, gefrustet und schlafe schlecht. Außerdem fehlt mir der Austausch mit den anderen PJler*innen, welche andere Pausenzeiten haben als ich.

Pro-Tipp N° 12: In Anlehnung an den vorangegangen **Pro-Tipp** kam ich zu dem Schluss, dass ein Gespräch mit jenem

Arzt vermutlich nichts an unserem Verhältnis zueinander ändern würde. Diese Einschätzung beruhte nicht zuletzt auf der unterschwellig wahrnehmbaren Reserviertheit, die er bei jeglicher sozialen Interaktion mir gegenüber ausstrahlte. Hinzu gesellte sich die Tatsache, dass wir ohnehin nicht mehr lange zusammenarbeiten würden.

Später erfuhr ich von anderen Student*innen, dass sie im Umgang mit dem entsprechenden Arzt auf vergleichbare Schwierigkeiten gestoßen waren. Zwar tat es mir leid, dass es ihnen ähnlich ergangen war wie mir; jedoch beruhigte es mich etwas, dass die Zurückhaltung des Arztes offenbar auf ein grundlegenderes Problem als auf meine Anwesenheit zurückzuführen war.

Daher gilt: **Redet miteinander.** Eure Kommiliton*innen mögen auf den ersten Blick tougher wirken, als ihr euch selbst fühlt, doch meistens haben sie mit ähnlichen Sorgen, Ängsten und Hürden zu kämpfen. Im Austausch werdet ihr merken, wie tröstend es sein kann, mit euren Erlebnissen nicht allein zu sein. Zudem haben eure Mitstreiter*innen in aller Regel ein paar aufbauende Worte und Tipps für euch parat, die euch helfen können, mit schwierigen Situationen umzugehen.

KAPITEL 2

Zwischen „Newby" und „Angekommen"

An den Krankenhausalltag auf der Peripherstation gewöhne ich mich trotz meiner anfänglichen Startschwierigkeiten in den nächsten Wochen recht schnell. Dies liegt nicht zuletzt daran, dass ich im Hinblick auf die mich betreuenden Ärzt*innen diesmal deutlich mehr Glück habe, als in den ersten Tagen mit meinem „Lieblingsstationsarzt". Sie erklären mir viel, geben sich Mühe, mich mit einzubinden, und auch wenn ich neben ein paar „Highlight"-Abdomensonographien oft nicht viel mehr tun kann, als Viggos zu legen, Arztbriefe zu schreiben und ab und an neue Patient*innen aufzunehmen, wertschätzen sie meine Arbeit dennoch sehr. Ich lerne in dieser Zeit eine Menge über den klinischen Umgang mit diversen Krankheitsbildern und gewinne langsam ein wenig Routine und Sicherheit im Patientenumgang.

Insbesondere die „Schlüssel-Aufgaben" der gemeinen PJler-Schaft, nämlich die Blutentnahmen und das Viggo-Legen bei „schwierigen" Patient*innen, werden selbstverständlich bald zu meinem alltäglichen Kerngeschäft. Da ich dabei so gut wie alle „Klischee-Situationen" erlebe, auf die man sich im Medizinstudium gefasst machen muss, möchte ich euch zwecks mentaler Vorbereitung mein *Best of* des „*So-viel-Blut-wie-Sie-hier-abnehmen-hab'-ich-eh-nix-mehr-übrig!*" präsentieren.
Vorab: Dieser Exkurs zum Thema „Blutentnahme und VVK" soll selbstverständlich nicht nur dazu dienen, die häufigsten Alltags-Situationen ein wenig aufs „Korn zu nehmen". Vielmehr möchte ich euch daran erinnern, dass wir jederzeit

respektvoll mit unseren Patient*innen umgehen sollten. Insbesondere, wenn wir „nur mal eben zu Patient*in xx" wollen, entpuppt sich ein augenscheinlich simples Unterfangen nicht selten als kommunikative Herausforderung der Extraklasse.

Es ist nachvollziehbar, dass man dabei mitunter zu ungeduldigem Verhalten neigen mag, vor allem, wenn man es mit besonders schmerzempfindlichen, unfreundlichen oder nörgeligen Patient*innen zu tun hat. Ebenso kann es auf Dauer wirklich nervenaufreibend sein, wenn man zum wiederholten Male zu jemandem geschickt wird, der sich im Halb-Stunden-Takt alle Zugänge herauszieht. Doch denkt daran: Nicht wenige unserer Patient*innen sind dement, delirant oder psychisch erkrankt und verstehen nicht, warum ihnen jemand eine Nadel in den Arm rammen möchte (und warum der Zugang in der Folge dort verbleiben soll). Respektiert es zunächst immer, wenn jemand die Blutentnahme verweigert. Haltet in solchen Fällen mit den euch betreuenden Ärzt*innen Rücksprache und verschafft euch Klarheit darüber, ob eure Patient*innen einwilligungsfähig sind oder nicht. Zudem hat jeder Mensch ein individuelles Schmerzempfinden und zu unserer guten Laune würde es sicherlich auch nicht beitragen, wenn unsere Arme mehrmals täglich zerstochen würden.

Nehmt euch daher immer die Zeit, eure Patient*innen zu beruhigen, erklärt ihnen so gut es eben geht, was ihr vorhabt, und bleibt dabei vor allem freundlich und geduldig.

Aus der Rubrik: „Ich bin mal schnell Blut abnehmen"

Während ich mich einer Patientin vorstelle und mir die Hände desinfiziere, fragt die Frau mich als allererstes argwöhnisch, ob ich denn überhaupt mit Nadeln umgehen könne. Ich versichere ihr, dass ich den ganzen Tag nichts Anderes tun würde.

„Hat das denn der Herr Doktor angeordnet?", fragt sie. „Selbstverständlich", entgegne ich. „Warum macht er es dann nicht selbst?!", will die Patientin wissen. „Weil er genügend andere Dinge zu tun hat", erkläre ich geduldig. „Außerdem dürfen auch Medizinstudierende und Pflegekräfte Blut abnehmen", erinnere ich die Frau. „Achso", staunt die Patientin mit großen Augen. „Naja, wenigstens haben Sie sich Handschuhe angezogen, die meisten, die hier arbeiten, sind sich dafür ja zu schade. Und dann fassen sie mich mit ihren ekligen, dreckigen Händen an!" Ich verweise die Patientin darauf, dass die Handschuhe lediglich dem Eigenschutz des Personals dienen, während sie stattdessen lieber darauf achten solle, dass die Mitarbeiter*innen sich vernünftig die Hände desinfizieren. Vom Nachbarbett tönt es: „Schwester, können Sie mir mal die Wasserflasche aufschrauben?" „Sofort", erwidere ich und nehme der nörgeligen Patientin erst einmal in Ruhe Blut ab. Als ich fertig bin, schaut die Frau misstrauisch auf ihren Arm, sagt aber nichts weiter. „Und Schwester, machen Sie mir mal den Fernseher an?!", schallt es ungeduldig vom Nachbarbett.

Ich betrete das Zimmer eines Patienten, welcher gerade von der chirurgischen Nachbarstation herübergefahren wird. Er ist delirant und fiebert, was ihn allerdings nicht davon abhält, sich vehement zu wehren. Während die Pfleger ihm von der Trage helfen, keift er lauthals: „*AUA*, was soll denn das! Sie tun mir weh!" „Aber Herr Lütjens, ich berühre Sie doch gar nicht!", entgegnet einer der Pfleger freundlich. „Doch, doch, Sie sind ausgesprochen rücksichtslos!", meckert der alte Herr, während er sein Nachthemd anhebt. „Warum hab' ich denn keinen Schlübber an?! Das ist doch eine Unverschämtheit!"
Die Pfleger übergeben mir den Patienten und verlassen erleichtert den Raum. Ich stelle mich vor und frage den Herren, wie es ihm ginge, aber er ignoriert mich. Also versuche ich

vorsichtig, die Decke von den Armen des Patienten zu ziehen. Sofort beginnt er zu zetern: „Aua! Hören Sie auf damit, das ist kalt!" Mit Hilfe zweier weiterer Pflegekräfte, die die Arme des Mannes fixieren, versuche ich, ihm einen venösen Zugang zu legen, damit der Patient die von ihm dringend benötigte Flüssigkeits- und Antibiotikasubstitution erhalten kann. Doch ich kann keine geeignete Vene finden. „Aua auaa, Sie tun mir weh! Ich will das alles nicht!", flucht der alte Herr, als ich einen Versuch an einem kleinen, vernarbten Gefäß wage. Ich beginne dem Patienten zu erklären, warum eine Braunüle essenziell wichtig sei, doch er hört mir nicht zu. „Lassen Sie mich in Ruhe, ich verbiete Ihnen, mich anzufassen!" Nun gut.

Da der hinzugerufene Arzt an den Armen des Patienten ebenfalls keine passende Vene entdecken kann, beschließen wir, die einzig gute Vene am rechten Fuß des Mannes zu nutzen. Während ich die Beine des ununterbrochen keifenden Patienten fixiere, öffnet sich die Tür und zwei Sanitäter stehen mit einer vor sich hin babbelnden Patientin im Zimmereingang. Gleichzeitig quetschen sich zwei Schwestern mit einem Haufen Pflegeutensilien wieder in das Zimmer hinein. In dem zunehmenden Chaos wirkt sogar der über das Fußende gebeugte Arzt langsam gestresst, und wir sind beide froh, als sich der winzige Zugang endlich in die Fußvene schieben lässt. „Das reinste Irrenhaus!", murmelt der Arzt und tätschelt entschuldigend das Bein des Patienten.

Der Patient, zu dem ich im Wochenenddienst zum Legen einer neuen Viggo bestellt werde, ist laut trockener Pflegeaussage „gerade erst in ein Einzelzimmer verlegt worden, weil er sich zum Fernsehen immer zu seinen Zimmernachbarn ins Bett gelegt hat – das hat die nervös gemacht". Da er psychisch stark vorerkrankt ist, kostet es mich immens viel Zeit, ihn von der Notwendigkeit des Venenzugangs zu überzeugen. Während ich mir eine Viertelstunde lang geduldig Argumente überlege, warum ein Nadelstich gar nicht so schlimm sei, erzählt er mir von der Hochzeitsparty von Robbie Williams, zu der er *jetzt* sofort müsse, da er sonst „keinen Scheck erhalten würde". Gleichzeitig beginnt er, sein Patientenhemd auszuziehen. Auf mein Anraten hin, sich wieder anzuziehen, beginnt der Patient aus heiterem Himmel zu weinen. Genauso plötzlich fängt er Sekunden später an zu lachen, denn er ist sich nun sicher, dass ich seine Tante sei. Ich helfe ihm, sich wieder anzuziehen, während er versucht, mich zu umarmen. Als er mich am Ende endlich einen Zugang legen lässt, habe ich nur einen einzigen Versuch und bin extrem erleichtert, als es klappt.

Nachdem es die Famulantin nicht geschafft hat, soll ich bei einer gutmütigen, adipösen Patientin Blut abnehmen. Auch ich habe meine Probleme und kann beim ersten Versuch nicht ausreichend Blut gewinnen. Dadurch fühlt sich die Patientin offensichtlich zu einem einfallsreichen „Haha, heute bin ich geizig und geb' nichts ab!" inspiriert. Nach dem insgesamt dritten Mal Stechen gebe ich es auf. „Na Mensch", kommentiert die Patientin, „ist denn mein ganzes Blut schon alle?"

Ich werde zur Blutentnahme bei einem alten Patienten geschickt. „Bei mir werden Sie eh nix kriegen, lassen Sie mich in Ruhe!", giftet der Mann bereits bei meinem Anblick hasserfüllt und hält sich abwehrend die Hände vors Gesicht. Ich frage ihn einfühlsam, was denn los sei. „Wollen Sie etwa noch mehr Blut?!", keift der Patient. „Da war doch schon so ein junges Mädel da, die hier rumgepfuscht hat. Sehen Sie mal, meine Hände sind schon ganz blau!" Ich versichere dem Patienten, dass es mir ausgesprochen leidtue, dass meine Kollegin keinen Erfolg bei der Blutentnahme hatte. „Was wollen Sie denn auch immer mit dem vielen Blut?", meckert der alte Mann.

„Das muss doch irgendwann einmal reichen!" Es kostet mich mehrere Minuten Überzeugungsarbeit, bis ich dem Patienten verständlich gemacht habe, warum wir seine Blutwerte jeden Tag aufs Neue bestimmen müssen. Beruhigend streichele ich seine Hand und verspreche ihm, dass ich erst einmal nur in Ruhe nach einer geeigneten Vene schauen werde. Der Patient dreht hochmütig den Kopf weg. In der rechten Ellenbeuge entdecke ich ein Pflaster vom Vortag. „Herr Hansen, ich reiße hier mal das Pflaster ab, okay?", rufe ich laut. „Das zieht vielleicht kurz, aber ich bin auch ganz vorsich-" *„AAUUAAA!"*, kreischt der alte Herr derartig übertrieben los, dass es mir schwerfällt, ruhig zu bleiben. „Das war nur das *Pflaster*!", entfährt es mir unwirsch. „Da ist kein Blut mehr, vergessen Sie es!", faucht der Patient garstig. Als er sich wieder von mir abwendet, wage ich einen Versuch und es gelingt mir, eine ausreichende Menge Blut aus einer kleinen Vene abzunehmen. Der demonstrativ die Augen geschlossen haltende Patient hat meinen Nadelstich offensichtlich nicht einmal gespürt.

Gegen meinen inneren Widerstand ankämpfend wende ich mich dem alten Herren erneut zu und drücke sanft seine Hand. „Schauen Sie mal", sage ich, und zeige dem widerwillig aufblickenden Patienten die vollen Blutröhrchen. „Das haben Sie toll gemacht!", lüge ich. Zu meinem Erstaunen flüstert der Mann plötzlich dankbar: „Danke, dass Sie das sagen!"

Eine schwer kranke Patientin, die im Verlauf der letzten beiden Tage bereits zweimalig sämtliche therapeutischen Interventionen abgelehnt hat, kann zu einem letzten Behandlungsversuch motiviert werden. Mir wird die „ehrenvolle Aufgabe" übertragen, der Patientin die für die Therapiefortsetzung benötigte Viggo zu legen sowie Blutkulturen abzunehmen. Während ich eine relativ vielversprechende Vene in ihrer Armbeuge punktiere, schlägt mir das Herz bis zum Hals und ich bete, dass ich das Gefäß beim ersten Anlauf treffen werde. Ich darf die stimmungslabile Patientin auf gar keinen Fall verstimmen. Zu meiner Erleichterung liegt der Zugang gut und ich beginne zügig mit der Blutentnahme. Doch in meiner Aufregung vergesse ich beim Abnehmen der Blutkulturen einen speziellen Aufsatz von der Viggo zu lösen, sodass das Blut plötzlich ungehindert aus dem Zugang in das Bett der Frau strömt. Entsetzt blicke ich auf. Unglaublicherweise scheint die vor sich hindösende Patientin von meinem Missgeschick nichts mitbekommen zu haben.

Mit immer noch klopfendem Herzen beginne ich, das abgenommene Blut in Blutkulturflaschen zu überführen. Plötzlich löst sich die Spritze in einer gewaltigen Blutexplosion von ihrem Adapter und feinste Blutströpfchen entleeren sich in alle Richtungen durch das ganze Zimmer. *Scheiße. Wie konnte das denn passieren?! Was soll die arme Frau bloß von mir denken?* Ich wage es kaum, mich zu der Patientin umzudrehen, und schaue an mir herunter: Meine Arbeitskleidung ist von oben bis unten mit Blut besprüht. Der Tisch ist gesprenkelt, die Wände sind gepunktet, der Fußboden ist voller kleinster Flecken. Warum muss ausgerechnet bei dieser Patientin alles schieflaufen? Mir fällt ein riesiger Stein vom Herzen, als ich mit einem zögerlichen Blick auf die Frau feststelle, dass sie mittlerweile eingeschlafen und sich des sie umgebenden Chaos nicht bewusst ist.

Ich versuche, mich zu beruhigen, beimpfe die Blutkulturen zu Ende und beginne, das Zimmer zu putzen. Nach einigen Minuten muss ich mein Kernsanierungsunterfangen allerdings aufgeben: Das Blut haftet zu hartnäckig an den Oberflächen. Resigniert trete ich auf den Flur und bitte eine Reinigungskraft, die begeistert die Augen verdreht, um Hilfe.

Obwohl ich später erfahren soll, dass ich nicht die erste bin, der die Blutkulturen um die Ohren geflogen sind, spricht sich das Ereignis in kürzester Zeit im halben Krankenhaus herum. „Man darf halt nicht so fest drücken!", belehrt mich die Stationsärztin. „Und die Nadel darf das Glas der Flasche nicht berühren." Es ist mir ein Rätsel, warum mich niemand im Vorfeld auf diese Dinge hingewiesen hat, aber immerhin wird mir dieser Fehler nun kein zweites Mal passieren.

Ja wo bleibt sie denn nun, die Lehre?

Etwas, was in keinem guten PJ-Tertial fehlen darf, ist natürlich der vom Lehrkrankenhaus zu gewährleistende PJ-Unterricht. In meinem ersten Tertial finden die Unterrichtseinheiten in einem vom Hauptklinikum etwas abseits gelegenen Nebengebäude statt. Aufgrund der aktuellen „Winterpause" müssen wir PJler*innen uns allerdings zunächst damit abfinden, dass die täglichen Unterrichtsstunden ausgesetzt werden. Doch als das Unterrichtsangebot auch nach dieser Unterbrechung nicht wieder ins Rollen kommen will, wende ich mich an die PJ-Beauftragte. Diese reagiert entgegen ihrem sonstigen Auftreten merkwürdig verhalten und reicht mein Anliegen prompt an eine Oberärztin weiter, welche alles andere als begeistert ist, dass wir Studierende lieber täglich den „weiten" Weg zum „langen" PJ-Unterricht auf uns nehmen wollen, als in der Zeit für ihre Klinik zu arbeiten. Widerwillig zerrt sie ihr Diensttelefon hervor und ruft im Sekretariat an. Ihr mich fixierender Blick lässt mich dabei wissen, dass ich eine fast schon unangemessene Forderung gestellt habe. Ich verstehe die Welt nicht mehr, denn der PJ-Unterricht steht uns Studierenden im Praktischen Jahr ausdrücklich zu. Murrend spricht die Oberärztin ins Telefon und nickt mir nach dem Auflegen knapp zu. Mein konsterniertes „Danke" würdigt sie mit einem unwirschen Kopfwackeln und verlässt den Raum.

So hilfreich, wie ich sie mir vorgestellt habe, sind die Unterrichtseinheiten dann allerdings doch nicht: Bald merke ich, dass ich von dem stundenlangen Frontalunterricht nichts mitnehme. Folie um Folie werden Definitionen, Scores und Therapiepläne eingeblendet. Keiner der Dozent*innen vermittelt uns praxisrelevante Tipps, mit denen wir im Klinikalltag etwas anfangen könnten. Manchmal mache ich mir Notizen, doch immer, wenn ich gerade denke, dass *jetzt* endlich etwas Spannendes angeführt wird, verweisen die Chirurg*innen darauf, dass uns genau *das* die Internist*innen erklären werden. Auch wenn ich den von der Klinik betriebenen Aufwand wirklich zu schätzen weiß, kann ich nicht anders, als über die Qualität der Lehrveranstaltung enttäuscht zu sein. Einzig die EKG-Einheit des Unterrichtstages ist praxisnah gestaltet, und wir alle hören gebannt zu, während eine Kardiologin uns zu jedem EKG ein Fallbeispiel aus ihrem eigenen Klinikleben schildert.

Pro-Tipp № 13: Fordert euren PJ-Unterricht ein.
Warum zahlen einige Unikliniken und diverse Lehrkrankenhäuser ihren PJler*innen kein (vernünftiges) Gehalt? Weil das PJ Bestandteil der *Lehre* ist. Was machen viele Unikliniken und diverse Lehrkrankenhäuser in der Realität aber lieber, als ihren PJler*innen etwas beizubringen? Richtig, sie lassen ihre Studierenden Aufgaben übernehmen, für die sie kein zusätzliches medizinisches Fachpersonal einstellen möchten.
Ihr versteht hoffentlich, dass diese Darstellung der Dinge etwas überspitzt formuliert ist, aber aus diversen Eigen- und Fremderfahrungen weiß ich, dass am PJ-Unterricht nicht selten gespart wird: Der Oberarzt steckt in einem Notfall fest und es lässt sich kein Ersatz finden, die junge Assistenzärztin hat ihre Unterrichtseinheit am Mittwoch-

nachmittag schlichtweg vergessen und die Fachärztin ist ausgerechnet in dieser Woche im Urlaub.

Da viele von uns im klinischen Alltag angesichts all der Blutentnahmen und Arztbriefe sehnsüchtig auf strukturierte Lehre warten, ist es unser gutes Recht, die PJ-Verantwortlichen kontinuierlich an die Einhaltung regelmäßiger Lehrveranstaltungen zu erinnern. Lasst euch dabei von Behauptungen, dass ihr ja „eigentlich arbeiten solltet", nicht ins Bockshorn jagen.

Und: Gebt euren Dozent*innen Feedback. Frontalvorträge haben wir in fünf Jahren Studium bereits zur Genüge erlebt. Fragt nach Fallbeispielen, übt praktische Fertigkeiten, lasst die Vortragenden von eigenen Fehlern und Erfahrungen berichten, kurzum: Sorgt dafür, dass ihr in eurem PJ-Unterricht praxisrelevante Aspekte lernt, die sich euch gut einprägen und euch bei eurem baldigen Klinikstart von Vorteil sein können.

Perspektivenwechsel – Auf Intensivstation

Die ersten Wochen auf der peripheren Station liegen hinter mir und der Rotationswechsel auf die internistisch geführte Intensivstation steht bevor.

In meinem Studienverlauf habe ich bislang so gut wie keine Erfahrungen mit intensivmedizinischen Themen gesammelt: Ein einziges Mal haben wir im Rahmen eines anästhesiologischen Studierendenkurses an einem intensivmedizinischen Patientenbett Aspekte der Hämodynamik besprochen. Ich erinnere mich daran, bereits beim Anblick der vielen Perfusoren und Monitore Überforderung in mir aufsteigen gespürt zu haben, welche sich beim Anblick der langen Diagnosen- und

Medikamentenlisten der Patient*innen nur weiter verstärkte. Ich konnte mir nicht vorstellen, jemals in der Lage zu sein, mit derartig komplexen Fällen eigenständig umgehen zu können. Daher stehe ich meinem intensivmedizinischen Aufenthalt mit gemischten Gefühlen gegenüber: Zum einen habe ich immensen Respekt vor der Komplexität der Krankheitsfälle und Therapiekonzepte, zum anderen freue mich über die Gelegenheit, mehr über das intensivmedizinische Arbeiten zu lernen.

Von den anderen Studierenden habe ich bereits gehört, dass es auf der Intensivstation recht ruhig zuginge und hoffe deswegen, dass entsprechend mehr Zeit für meine Einarbeitung und Ausbildung verbleibt.

Als ich das erste Mal morgens um sieben Uhr die Intensivstation betrete, finde ich dort nur eine einzige Ärztin vor. Sie fordert mich auf, alle anwesenden Patient*innen zu untersuchen und dies in den bereitliegenden Kurven zu dokumentieren. Dann verschwindet sie durch eine Tür. *Na, das geht ja gut los.* Ich nähere mich dem ersten der verkabelten, beatmeten Patienten. *Oh Gott, hoffentlich reiße ich keinen der Schläuche ab und bringe den Patienten um*, schießt es mir durch den Kopf. Verunsichert schaue ich ihn an. Er blickt zurück. Sollten beatmete Patienten nicht eigentlich sediert sein? Warum ist dieser Patient hier wach? Zögernd stelle ich mich vor und frage den Mann, wie es ihm ginge. Er murmelt etwas Unverständliches. Mit einem weiteren Blick auf die Patientenkurve stelle ich fest, dass unten auf dem Zettel ein Dokumentationsschema für die körperliche Untersuchung vorgegeben ist. „Orientierend neurologisch", „Thorax" und „Abdomen" steht dort neben wenigen weiteren Punkten. *Aha, vermutlich soll ich also nicht allzu ausführlich werden.* Ich warne den Patienten vor, dass es gleich hell wird und leuchte ihm in die Augen. Dann bitte ich ihn, meiner Lampe mit den Augen zu folgen. Er reagiert nicht.

Hm, komisch. Ich untersuche ihn weiter, horche auf Herz und Lunge, palpiere sein Abdomen. Der Patient stöhnt schmerzerfüllt. Tut es hier weh? Der Patient ist wieder still, also drücke ich auf seine Unterschenkel und Knöchel. Erneutes Stöhnen. Tut das auch weh? Keine Reaktion.

Eine Pflegerin läuft durch den Raum. „Der versteht dich nicht", ruft sie mir zu. „Es sei denn, du sprichst russisch." Irritiert schaue ich auf den Patientennamen, der mich die osteuropäischen Wurzeln des Patienten nicht hat vermuten lassen. Die Pflegerin tritt ans Bett und blickt auf das Pflaster am Kopf des Patienten, welches ich kurz gelöst habe, um mir die Wunde darunter anzuschauen. „Na, das musste jetzt aber neu verbinden!", meint sie.

Merkwürdig, überlege ich. *Das machen die Ärzt*innen in der Visite doch auch nie – gucken die nicht einfach immer nur unter die Wundverbände und kleben sie dann wieder an, damit der Verbandswechsel zu einem ruhigeren Zeitpunkt durch erfahrene Pflegekräfte erfolgen kann?*

Ich öffne den Mund, realisiere aber zum Glück rechtzeitig, dass diese Entgegnung vermutlich unklug ist, und schließe ihn wieder. Die Pflegerin grinst: „Du weißt nicht, wie das geht, oder?" Ich schüttele peinlich berührt den Kopf und bin dankbar, dass sie so nett zu mir ist. „Komm, ich zeig's dir!", sagt sie und geht los, um neues Verbandsmaterial zu holen.

Während wir die Wunde des Patienten säubern, denke ich über die Situation nach. Wie hätte ich auf dieser „neuen" Station einen Verbandswechsel unternehmen sollen, wenn ich den Patienten nicht kenne, nicht weiß, womit ich seine Wunde reinigen darf und zudem nicht den Schimmer einer Ahnung habe, wo sich das nötige Material befindet? Mein Knowhow im Bereich Wundmanagement beschränkt sich auf das Versorgen Küchenmesser-induzierter Schnittwunden. So stehe ich also als angehende Ärztin im 11. Fachsemester vor einer

Pflegekraft und werde dafür belächelt, nicht einmal routiniert ein Pflaster wechseln zu können. Und damit hat sie selbstverständlich recht – nur weil der Verbandswechsel im Allgemeinen „Pflegeaufgabe" ist, heißt das nicht, dass man dies als Ärzt*in nicht auch können muss.

Diesen Überlegungen nachhängend verselbstständigen sich meine Gedanken schnell und werden bald zu einer mir aus den letzten Wochen wohlbekannten Kaskade der mentalen Überforderung: Es gibt so viele Dinge, die ich im Studium nicht gelernt habe, aber in der Praxis plötzlich beherrschen soll. Wann soll ich das alles lernen, wer soll es mir beibringen, und wie werde ich jemals routiniert? Wie soll ich –

Schluss, denke ich. *Das, was du da gerade machst, ist kontraproduktiv. Wer sagt denn, dass du das alles heute schon können musst?*

Ich versuche mich von meiner aufsteigenden Panik abzulenken, indem ich mich mit einem Dank an die Pflegekraft zum zweiten Patientenbett begebe. Als ich gerade mit der körperlichen Untersuchung beginnen möchte, kommt die Ärztin zurück. „Wie, du bist noch nicht fertig?", fragt sie erstaunt.

Pro-Tipp № 14: Es ist leider keine Seltenheit, dass wir als Medizinstudierende ohne vorangegangene Anleitung bei der Durchführung praktischer Tätigkeiten „ins kalte Wasser" geworfen werden. In Famulaturen und Blockpraktika sehen und lernen wir viel, doch jede Fachrichtung und Klinik benutzt unterschiedliche Standards, und was man in der Allgemeinmedizin „so macht", wird in einem Uniklinik-OP mit Sicherheit anders gehandhabt.

Wie verhalte ich mich also, wenn ich eine „neue" praktische Aufgabe übernehmen soll, aber von der Vorgehensweise nur eine ungefähre Vorstellung besitze?

Es mag platt klingen, doch versucht, euch von solchen Situationen nicht verrückt machen zu lassen: Ihr *müsst* zunächst einmal gar nichts. Verschafft euch zuerst einen Überblick und überlegt euch, was ihr in der Folge auf welche Art und Weise machen würdet.

Kann dabei etwas schiefgehen? – Dann besteht darauf, dass euch jemand anleitet und versucht, euch von eventuellen bissigen Kommentaren bezüglich eurer „Unerfahrenheit" nicht beeindrucken zu lassen. Ihr seid niemandem Rechenschaft schuldig, wenn ihr etwas noch nicht könnt und mit Rücksicht auf das Patientenwohl um Hilfe bittet. Glaubt ihr hingegen, dass ihr eure Aufgabe durch „ausprobieren" ganz gut meistern werdet, ohne dem Patienten oder der Patientin zu schaden? – Dann legt ruhig los und erledigt euren Auftrag, so gut ihr eben könnt.

Grundsätzlich gilt, dass es ohne vorangegangene Ausbildungs- oder Nebenjoberfahrung als PJler*in unmöglich ist, alle praktischen Tätigkeiten bereits im Vorfeld zu können. Wir werden es ebenfalls nicht schaffen, all diese Fähigkeiten während unseres PJs routiniert zu erlernen. Nehmt so viel mit, wie es euch möglich ist, aber denkt immer daran, dass ihr im Gegensatz zu euren Stationskolleg*innen noch keine zwanzig Jahre Berufserfahrung habt.

Im Laufe der Zeit werden wir alle **nach und nach** das lernen, was wir als Ärzt*innen eines Tages können müssen. Dass uns auf dem Weg dorthin mitunter allein die schiere Menge an noch zu erlernenden Dingen an der „Machbarkeit" unseres Lernerfolges zweifeln lassen kann, ist nachvollziehbar. Trotzdem habe auch ich entgegen meiner initialen Skepsis viele der oben genannten Tätigkeiten am Ende meines PJs beherrscht.

Der allgemeine Ablauf auf der Intensivstation soll sich in den nächsten vier Wochen täglich gleichartig gestalten: Bevor es morgens mit der Visite losgeht, ist es meine Aufgabe, alle einliegenden Patient*innen körperlich zu untersuchen und dies zu dokumentieren. Obwohl mir diese Tätigkeit am Anfang recht banal vorkommt, merke ich im Laufe der Zeit, dass ich durch das viele Untersuchen deutliche Fortschritte im Auskultieren von Herz und Lunge mache. Zudem eigne ich mir ein routiniertes Kurz-Untersuchungsschema an, mit dem ich die wichtigsten körperlichen Untersuchungsbefunde innerhalb weniger Sekunden erheben kann.

> **Pro-Tipp № 15:** Auch wenn es euch trivial erscheinen mag: Normalbefunde so oft wie möglich untersuchen und auskultieren, damit euch auch kleinere Auffälligkeiten irgendwann sicher auffallen.

Im Anschluss an meine Untersuchungen erfolgt jeden Morgen eine ausführliche Visite. Da keine*r der Ärzt*innen mit mir spricht und die in aller Kürze diskutierten Aspekte fachspezifisch und von Abkürzungen geprägt sind, verstehe ich nur die Hälfte. Es ärgert mich zudem, dass die von mir erhobenen Untersuchungsbefunde niemanden interessieren – denn einerseits sind letztere mitunter therapierelevant, und andererseits wäre es eine Möglichkeit, mich in die Visiten mit einzubinden. Nach einer dieser unbefriedigenden Visiten fragt mich der Stationsarzt: „Na, haste was gelernt?" Ich schüttele den Kopf und zucke mit den Schultern. „Nicht wirklich." „Kein Problem, das ging mir auch lange so", erwidert er grinsend. „Ich habe das Gefühl, dass die Visiten auf dieser Station häufig nur der Profilierung gewisser Kolleg*innen dienen." Meine anfängliche Hoffnung, im Laufe der Zeit mehr von den Visiten mitzunehmen, verläuft sich daher bald im Sande.

Als PJlerin auf einer Intensivstation stünde es mir grundsätzlich zu, unter Anleitung mehrere interventionelle Tätigkeiten auszuführen: So dürfte ich laut Berichten älterer Studierender ZVKs, Arterien, Pleuradrainagen, Magensonden und transurethrale Dauerkatheter legen – frei nach der guten alten Faustregel: *See one, do one, teach one.*

Leider werden in meinem Rotationsmonat nur wenige Patient*innen über einen längeren Zeitraum auf der Intensivstation versorgt. Daher sind die auf der Station eingesetzten Ärzt*innen meist selbst zu gelangweilt, um die wenigen anfallenden Aufgaben an andere zu delegieren. Obwohl sie um mein großes Interesse wissen, nehmen sie sich der seltenen, anspruchsvolleren Aufgaben selbst an, bevor ich überhaupt von der Indikationsstellung erfahren kann. Ein einziges Mal wird mir von einem engagierten Arzt versprochen, dass ich bei einer Patientin einen ZVK legen dürfe, doch besagte Patientin taucht nie auf der Station auf. Selbst meine Anfrage, eigene Patient*innen betreuen zu dürfen, wird mit dem Verweis auf die aktuell „unspektakulären" Krankengeschichten wiederholt abgelehnt.

Ich beginne also einmal mehr, mir meine Aufgaben selbst zusammenzusuchen: Neben den morgendlichen Visiten und Untersuchungen versuche ich, den Krankheitsverlauf der wenigen Patient*innen anhand ihrer Arztbriefe nachzuvollziehen, lege die „schwierigen" Braunülen, übe mich im ZVK-Legen an einem alten Kopfkissen und werfe halbherzige Blicke in Bücher über EKG-Diagnostik und Beatmungsgrundlagen. Ich stelle viele Fragen, aber habe trotzdem das Gefühl, auf der Stelle zu treten: Grundsätzlich verstehe ich zwar, wie mit den Patient*innen diagnostisch und therapeutisch verfahren wird, doch bin ich nicht einmal ansatzweise dazu in der Lage, eigenständig bei der medikamentösen, hämodynamischen oder respiratorischen Einstellung mitzuwirken.

Dank der Bemühung eines mich bemitleidenden Oberarztes erhalte ich die Erlaubnis, für ein paar Tage bei den Anästhe-

sist*innen mitzulaufen. Obwohl ich mich in ihrem Team wohl-
fühle, darf ich aufgrund meines temporären „Hospitantin-
nen"-Status auch bei ihnen nur wenig mitarbeiten.

Ich spreche also mit den mich supervisierenden Ärzt*innen
ab, dass ich nach der morgendlichen Visite und dem Ab-
schluss aller anfallenden Aufgaben (*haha*) auf der peripheren
Station aushelfen „darf". Da ich mittlerweile weiß, was ich auf
Normalstation zu tun habe, fühle ich mich dort um Einiges
wohler als auf der Intensivstation. So gestaltet sich jeder Tag
als Kontrast: Überforderung auf Intensivstation und Routine
auf Peripherstation.

Meine „spannendste" Aufgabe in der intensivmedizinischen
Abteilung sollen daher die Elektrokardioversionen bei Patienten mit Vorhofflimmern verbleiben. Beim ersten Mal bin ich
ziemlich aufgeregt, denn ich habe mich mit dieser Maßnahme
bislang nie wirklich auseinandergesetzt.

Unsicher drücke ich die beiden riesigen Defi-Paddles auf den
Brustkorb der Patientin, während die anwesende Oberärztin
von R-Zacken-Synchronisierung und lebensbedrohlichen
Notfällen spricht. „Bereit?", fragt sie mich plötzlich. Ich nicke,
obwohl mein Gehirn sich gerade angestrengt zu erinnern versucht, was es tun soll, falls die Patientin gleich reanimations-
pflichtig werden sollte. „Na, dann los!", freut sich die Ärztin
und drückt auf den „Laden"-Knopf.

Das Gerät heult auf, die Ärztin ruft: „Fest auf die Paddle-
Knöpfe drücken!", und plötzlich schießt mir der hochkatapul-
tierende Körper der Patientin entgegen, während gleichzeitig
mein eigener Herzschlag aussetzt. Den Bruchteil einer Sekunde später pocht mein Herz mit doppelter Geschwindigkeit
erneut gegen meinen Brustkorb.

„Achja, und es ist deine Aufgabe, darauf zu achten, dass niemand das Bett berührt!", bemerkt die Ärztin beiläufig. Zu

diesem Zeitpunkt weiß ich leider noch nicht, dass mein über der Bettkante hängender Kittel die magische Fähigkeit besitzt, Strom leiten zu können, weshalb ich nicht nur der Patientin, sondern auch mir selbst einen ordentlichen Stromstoß verpasst habe.

Während ich verschämt versuche, mir meine selbstinduzierte Tachykardie nicht anmerken zu lassen, gratuliert die Oberärztin mir zu meinem „Erfolg" und bewundert begeistert den neuen Sinusrhythmus der Patientin.

Pro-Tipp № 16: Im Laufe meines PJs habe ich verschiedene Berichte von PJler*innen gehört, die auf Intensivstationen eingesetzt worden sind. Zusammengefasst lassen sie sich in zwei Gruppen einteilen: Die einen haben invasiv arbeiten können, täglich ZVKs und Arterien legen dürfen und wurden umfangreich in den Stationsalltag miteingebunden. Die anderen haben sich ähnlich wie ich trotz ausgiebiger Bemühungen alleingelassen gefühlt.

Folgendes kann ich euch für letztere Situation empfehlen: Besteht darauf, mindestens *einen* der auf der Intensivstation liegenden Patient*innen betreuen zu dürfen. So seid ihr „gezwungen", *selbstständig* die Gesamtheit aller Befunde zu erheben, zu interpretieren und die erforderlichen diagnostischen und therapeutischen Konsequenzen daraus abzuleiten. Und wer weiß, vielleicht muss ja im Verlauf bei euren Patient*innen eine neue Arterie gelegt werden?

Zudem ist es außerdem einen Versuch wert, im Falle ausgeprägter „Arbeitslosigkeit" einmal die oder den PJ-Beauftragte*n hinzuzuziehen. Womöglich können sie bewirken, dass man euch mehr Aufgaben anvertraut oder einen Stationswechsel für euch in die Wege leiten.

Sollte das nicht funktionieren, ihr aber auch nicht früher entlassen werden, dann ist es euer gutes Recht, euch selbst

> zu beschäftigen: Bereitet euch auf euer Examen vor, arbeitet Fallbeispiele durch, schreibt an eurer Doktorarbeit. Wenn man unsere tägliche Anwesenheit einfordert, aber uns trotz wiederholter Bemühungen nicht in den Stationsalltag mit einbindet, darf sich auch niemand beschweren, wenn wir uns stattdessen in Eigenregie beschäftigen.

Unterm Strich nehme ich vom praktischen intensivmedizinischen Arbeiten aufgrund des Mangels an anspruchsvollen Aufgaben also herzlich wenig mit.

Was ich in dieser Zeit allerdings lernen soll, ist etwas ganz Anderes: Nämlich den adäquaten Umgang mit schwer kranken Patient*innen.

In der Regel arbeite ich auf der Intensivstation mit Ärzt*innen zusammen, die sich umsichtig verhalten und jedem*r Patient*in in wenigen, einfach verständlichen Worten das weitere Prozedere erläutern. Doch bereits während der ersten intensivmedizinischen Visiten gewinne ich den Eindruck, dass manche Ärzt*innen mitunter reichlich unsensibel mit ihren Patient*innen umgehen: Anstatt sich gegenüber den ihnen anvertrauten Menschen vorsichtig auszudrücken und ihnen zumindest kurz zu erklären, wie es mit ihnen weitergehen wird, sprechen die am Patientenbett stehenden Ärzt*innen häufig lediglich untereinander. Dabei weiß keiner von ihnen mit Sicherheit, wie viel insbesondere jene Patient*innen mitbekommen, deren kognitiver Status aufgrund täglicher Fluktuationen schwer zu beurteilen ist.

Eine dieser Patient*innen mit schwer zu beurteilendem Wachheitsgrad ist die junge Frau Wiese, die seit einem Unfall querschnittsgelähmt ist und mittels Tracheostoma beatmet wird. Sie liegt seit vielen Wochen auf der Intensivstation und hat mehrere schwere Infektionen überstanden. Niemand weiß, ob Frau Wiese, die auf Ansprache wahlweise die Augen aufreißt, nickt oder den Kopf schüttelt, die ärztlichen Visitengespräche verstehen kann. Selbst, wenn sie vom Fachvokabular vermutlich nicht viel nachvollziehen mag, sind ärztliche Aussagen wie „das Heim, das Frau Wiese eventuell aufnehmen wird, ist eine einzige Katastrophe – da würde ich selbst nicht liegen wollen!" absolut indiskutabel.

Es wundert mich angesichts dessen nicht wirklich, dass Frau Wiese über Tage hinweg ausgeprägte Tachykardien und Rhythmusstörungen aufweist. Während die Ärzt*innen ihr ein antiarrhythmisches Medikament nach dem anderen verpassen, frage ich mich, ob jene Rhythmusunregelmäßigkeiten nicht viel mehr Ausdruck der innerlichen Unruhe und Panik der bewegungsunfähigen Patientin sein könnten. Schließlich ist sie in ihrem Körper und an ihrer Beatmungsmaschine gefangen, kann sich nicht äußern und begreift von den Geschehnissen eventuell nur so viel, wie sie in den morgendlichen Visiten aufgreift. Erst viel später initiieren die Ärzte eine stärker abschirmende Sedierung, und siehe da, das Rhythmusprofil der Patientin glättet sich.

Des Öfteren überlege ich, ob ich die unsensiblen Ärzt*innen einmal darauf ansprechen sollte, dass sie ihre Patient*innen nicht mit derartigen Hiobsbotschaften konfrontieren können. Warum ich mich dagegen entscheide, kann ich heute nicht mehr endgültig nachvollziehen. Vielleicht liegt es daran, dass ich es mir mit meiner verschwindend geringen klinischen Erfahrung nicht zutraue, erfahrene Ärzt*innen auf ihr fragwürdiges Verhalten hinzuweisen; vielleicht ist es aber auch der Tatsache geschuldet, dass ich frühzeitig beschließe, die Dinge einfach selbst in die Hand zu nehmen: So setze ich mich in meinen vielen freien Minuten zu Frau Wiese ans Bett und erkläre ihr ausführlich, was die Ärzt*innen in der Visite besprochen haben. Dabei betone ich die positiven Aspekte, denn die Prognose der Patientin ist längst nicht so schlecht, wie es in den morgendlichen Visiten erscheinen mag. Ob Frau Wiese mich versteht, weiß ich nicht, aber für den Fall, dass sie es tut, lohnen sich diese Gespräche allemal.

Je länger ich auf der Station bin, desto mehr stört mich die Tatsache, dass Frau Wiese die einzige Patientin ist, die keinen Besuch bekommt. Ich frage die Schwestern, ob sie nicht einen Fernseher erhalten könnte. „Wir haben nur zwei Fernseher", erfahre ich von Pflegerin Sabine, in deren Stimme sofort ein genervter Unterton mitschwingt. *„Und einen davon braucht ihr im Spätdienst selbst"*, beende ich ihren Satz in meinem Kopf. „Okay, wie wäre es mit einem Radio?", lasse ich nicht locker. „Frau Wiese ist isoliert!", faucht Sabine. „Die hat'n Keim in ihrer Lunge, alles was in das Zimmer reinkommt, können wir wegschmeißen!" *Naja – das Ultraschallgerät wird ja auch nicht gleich weggeschmissen, wenn es in dem Zimmer gebraucht wird*, würde ich am liebsten sagen. „Aber vorlesen darf ich?", frage ich. „Wenn du dein Buch danach in die Tonne werfen willst, mach das!", entgegnet die Pflegerin barsch und wendet sich demonstrativ wieder ihren Dokumentationskurven zu.

Ich gehe also zu Frau Wiese und frage sie, ob ich ihr etwas vorlesen soll. Mit weit aufgerissenen Augen nickt sie. Ob dies tatsächlich einem „Ja" gleichzusetzen ist, kann ich nicht beurteilen, aber warum sollte sie gegen eine Geschichte etwas einzuwenden haben? Ich lese ihr also jeden Vormittag einige Seiten aus einem Buch vor. Ob sie sich darüber freut, weiß ich nicht, aber zumindest gelangt auf diese Weise ein wenig Abwechslung in ihren Alltag.

Obwohl Pflegerin Sabines abweisende Haltung in mir zunächst den Eindruck erweckt hat, dass meine persönliche Initiative eher auf Ablehnung seitens der Pflege stoßen würde, erhalte ich in Folge ausschließlich positives Feedback.

Pro-Tipp № 17: Euch gefällt der Umgang mit bestimmten Patient*innen nicht, aber ihr traut euch nicht, komplexe Therapieregime anzufechten oder habt das Gefühl, auf die Gesamtsituation keinen Einfluss nehmen zu können? Dann findet eine Möglichkeit, den Patient*innen auf eine andere Weise zu helfen. Es wird euch wundern, wie viel es ausmacht, sich einfach nur an ihr Bett zu setzen, den Menschen zuzuhören, ihnen Mut zuzusprechen und sie zum Lachen zu bringen. Manche Patient*innen brauchen lediglich eine Hand zum Halten, anderen bedeutet es immens viel, dass sich jemand Gedanken um sie macht. Auch, wenn es euch vielleicht auf den ersten Blick albern vorkommen mag: Probiert es einfach einmal aus.

Abgesehen von Frau Wiese liegen auch andere Patient*innen über Monate hinweg auf der Intensivstation. Bei ihnen allen handelt es sich um sogenannte „Versorgungsprobleme": Aufgrund von intensivmedizinischen Behandlungs- oder Monitoring-Indikationen können sie nicht auf eine Normalstation verlegt werden, während gleichzeitig ungeklärte Kosten- und Betreuungsfragen eine Unterbringung in spezialisierten Heimen verhindern. Alle diensthabenden Ärzt*innen bemühen sich rund um die Uhr, mit Betreuer*innen, Krankenkassenvertreter*innen, Familienangehörigen und vielen anderen „wichtigen Menschen" die Verlegung jener Patient*innen zu initiieren, doch nur selten kommt Bewegung in die Fälle.

Weiterhin ist die Intensivstation für die Betreuung von Patient*innen zuständig, die per richterlicher Anordnung fixiert und überwacht werden müssen. Sie sind oftmals schwer erkrankt und befinden sich in palliativen Zuständen, in denen eine kausale medikamentöse Behandlung ihrer Krankheiten in erster Linie unerwünschte Nebenwirkungen nach sich ziehen würde. Bis auf sedierende und beatmende Maßnahmen werden daher meist alle Therapieregime eingestellt. Jene Patient*innen sind oftmals derart desorientiert, dass sie im unfixierten Zustand gewalttätig werden, davonlaufen oder sich in die Betten anderer Patient*innen legen. Ist ihre Sedierung nicht tief genug, schreien sie ununterbrochen um Hilfe, fluchen oder versuchen, sich aus ihrer Fixierung zu befreien. Nur, wenn ein Besuch der Richter*innen angekündigt ist, wird ihre Sedierungstiefe kurzzeitig verringert, damit das Ausmaß ihrer Desorientierung hervortritt und entsprechende gesetzliche Maßnahmen eingeleitet werden können.

Auch wenn diese Abläufe denkbar grausam anmuten, sind sie dennoch notwendig, um eine Selbst- und Fremdgefährdung der Patient*innen zu vermeiden. Zum Glück gibt es viele Pfleger*innen, die sich mit liebevoller Geduld immer wieder in diese Zimmer hineinbegeben, um sich in Ruhe mit den Patient*innen auseinanderzusetzen. Ihnen gilt meine höchste Anerkennung, denn obwohl auch ich öfters versuche, die schwer kranken Menschen zu beruhigen, lässt mich ihre fordernde, aggressive Art früher oder später selbst unruhig werden.

Ich schildere die Fälle dieser „Versorgungsprobleme", Palliativsituationen und desorientierten Patient*innen an dieser Stelle nicht, weil ich ethische Aspekte aufgreifen und entsprechende Diskussionen anstoßen möchte. Eine Betrachtung der Geschehnisse unter ethikbezogenen Gesichtspunkten würde sowohl den Umfang dieses Buches sprengen als auch meinen medizinethischen Wissensstand übersteigen. Ich möchte ebenfalls keine Handlungsempfehlungen aussprechen, wie man sich in solchen Situationen und gegenüber jenen Patient*innen am „richtigsten" verhalten könnte.

Der Grund, warum ich so ausführlich auf diese Patientenschicksale eingehe, ist, dass mir während meiner Zeit auf der Intensivstation zum ersten Mal ernsthaft bewusst geworden ist, wie wenig wir im Studium über den korrekten Umgang mit schwer kranken, dementen oder deliranten Patient*innen lernen. Als auszubildende Ärzt*innen sehen wir in Krankenhäusern und Arztpraxen in erster Linie Orte der fachlichen Lehre und fokussieren uns auf das routinierte Erlernen von Anamnese, praktischen Fähigkeiten, Diagnostik- und Therapieverfahren. Obwohl wir bei der Erstellung eines Behandlungskonzeptes stets das bio-psycho-soziale Modell der Krankheitsentstehung im Blick behalten, mag es in der initialen Ausbildungssituation doch einmal vorkommen, dass wir bei all den zu erlernenden Fertigkeiten die Gefühle und Bedürfnisse der Patient*innen nicht ausreichend zur Kenntnis nehmen: Welche Ängste und Sorgen empfinden unsere Patient*innen, die sich uns als Ärzt*innen auf den ersten Blick vielleicht gar nicht erschließen? Wie geht es ihnen damit, tagelang in einem Bett auszuharren und in Ungewissheit auf eine Diagnose zu warten? Und: Wie kommen wir als Ärzt*innen damit klar, Menschen leiden zu sehen, schlechte Nachrichten überbringen zu müssen oder manchen Patient*innen schlichtweg nicht helfen zu können?

Ich möchte euch dafür sensibilisieren, euch frühzeitig über diese Themen Gedanken zu machen. Obwohl ich selbst beispielsweise im PJ-Alltag das Gefühl habe, mich von dem Schicksal der schwer kranken Patient*innen gut distanzieren zu können, verfolgt mich insbesondere der Fall von Frau Wiese bald bis in meine Träume. *Kann ich noch mehr für diese Patientin tun? Oder sollte ich ganz im Gegenteil lieber damit aufhören, so viel Anteil an ihrer Erkrankung zu nehmen?*

Ich weiß, dass ich das Wohlergehen einzelner Patient*innen nicht immer durch Investierung meiner eigenen Zeit werde beeinflussen können und dass ich mich irgendwann davon lösen muss, mir übermäßig viele Gedanken um jede*n von ihnen zu machen. Dennoch möchte ich die mir im PJ zur Verfügung stehende freie Zeit dazu nutzen, schwer kranken Menschen etwas Gutes zu tun.

Wir alle wissen um den essenziellen Einfluss des psychischen Wohlbefindens auf die physische Genesung, und trotzdem geht dieser eigentlich so einfach zu berücksichtigende Fakt im alltäglichen Zeitmangel oftmals unter. Studien haben gezeigt, dass „schöne" Aspekte den Heilungsprozess kranker Menschen beschleunigen können. Wenn schon das Krankenhaussetting mit seiner Unruhe und Ungemütlichkeit der Genesung der Patient*innen nicht sonderlich zuträglich ist, wäre es doch wünschenswert, wenn Kranke zumindest aus ihrem Kontakt zum medizinischen Personal Kraft schöpfen könnten.

Wir sollten uns in unserer ärztlichen Tätigkeit zwar niemals mehr abverlangen, als wir im Sinne unserer eigenen Gesundheitserhaltung zu leisten vermögen, aber wir können uns dennoch darum bemühen, die psychosoziale Unterstützung unserer Patient*innen stets im Blick zu behalten.

KAPITEL 3

Endlich selbst Ärztin spielen

Für den letzten Monat meines Tertials bin ich in der Zentralen Notaufnahme eingeteilt. Obwohl es sich um eine „Notfallambulanz" handelt, werden in dem kleinen Kreiskrankenhaus nur selten „echte" Notfälle behandelt. Bei den meisten Fällen handelt es sich daher um Patient*innen, die eine hausärztliche stationäre Einweisung erhalten haben.

Während meiner Zeit in der ZNA soll ich ein breites Spektrum an internistischen „Standard"-Fällen erleben. Obwohl ich zu Beginn meines PJs keine konkreten Vorstellungen davon hatte, wie sich das klinische Arbeiten als PJlerin gestalten wird, kommt mein Aufgabenspektrum in der ZNA meinen unterbewussten Erwartungen an das PJler*innen-Dasein wohl am nächsten: Aufgrund der Vielzahl an Patient*innen und Arbeitsschritten dürfen und sollen Studierende in Zentralen Notaufnahmen eigenständig tätig werden. Da die Aufgabenverteilungen und Abläufe dabei stets dieselben bleiben, fällt die Einarbeitung im Vergleich zur Normalstation deutlich zügiger aus. So darf auch ich, nachdem ich ein paar Stunden mit dem zuständigen Arzt mitgelaufen bin, von Beginn an selbstständig arbeiten.

Je nachdem, wie ausgelastet das Pflegepersonal ist, kümmere ich mich zunächst um die Erhebung der Vitalparameter, das Schreiben eines EKGs, das Legen eines Venenzuganges sowie die Gewinnung von Blut und einer venösen Blutgasanalyse. Danach folgen Anamnese und körperliche Untersuchung und ich freue mich jedes Mal, wenn auch eine Sonographie benötigt wird. Nach Auswertung von EKG, Blutgasen und Laborwerten erstelle ich einen Plan für das weitere diagnostische und therapeutische Vorgehen und bespreche meine erhobenen Befunde abschließend mit dem ärztlichen Personal. Wie wohl fast jede*r Medizinstudierende liebe auch ich das Arbeiten in der ZNA: Meine vorher nur langsam ansteigende Lernkurve schnellt in die Höhe, meine Anamnese- und Untersuchungsschemata gewinnen aufgrund wiederkehrender Leitsymptome bald an Routine und durch das zeitnahe ärztliche Feedback kann ich aus meinen Fehlern lernen.

Im Laufe der Zeit stelle ich dabei fest, dass die Spanne der täglichen Anforderungen an die oder den gemeine*n Medizinstudierende*n recht breit ausfällt. Während mir eine bemühte Assistenzärztin bei einer Ultraschalluntersuchung netter-, aber überflüssigerweise erklärt, dass das „Organ in der Ecke" die Milz sei, bittet mich eine andere Ärztin später, für einen neu aufgenommenen Patienten einen kompletten Diagnostik- und Therapieplan zu erstellen. Dabei soll ich seine dreißig Vorerkrankungen berücksichtigen, die Medikationsliste an die Niereninsuffizienz des Patienten anpassen und den Herren am besten auch noch gleich über sämtliche Behandlungsmaßnahmen aufklären.

Pro-Tipp № 18: Was könnt ihr tun, wenn euch bei dem Gedanken an die potenzielle Hektik einer Notfallambulanz ganz anders wird? Wie bereitet ihr euch darauf vor, dass euch eigenständiges, möglicherweise zügiges Handeln abverlangt wird – insbesondere, wenn ihr euch im klinischen Arbeiten noch nicht sicher fühlt?
Die Patient*innen, die euch in Zentralen Notfallambulanzen begegnen werden, weisen grundsätzlich ähnliche Leitsymptome auf. Mir persönlich hat es enorm geholfen, mir für jedes dieser Leitsymptome anhand eines realen Pa-

tientenbeispiels zu überlegen, welche Anamneseinhalte und körperlichen Untersuchungen nötig sein werden. Darauf basierend habe ich mich damit befasst, welche diagnostischen und therapeutischen Standards in meiner Klinik angewendet werden.

Lasst euch in den ersten Tagen zunächst einmal an die Hand nehmen und lauft bei erfahreneren Kolleg*innen mit, um von den grundlegenden Abläufen und ihren Arbeitsstrukturen einen Eindruck zu gewinnen. Dadurch, dass der Patientendurchlauf in Notaufnahmen relativ hoch ist, werden sich Leitsymptome bald wiederholen und ihr könnt das Erlernte zeitnah in die Tat umsetzen. So werdet ihr schnell an Routine und Sicherheit dazugewinnen.

Leider ist die Notaufnahme derartig klein, dass ich geradezu enttäuscht bin, als sich nach wenigen Tagen ein Famulant zu mir gesellt. Da er sich erst im fünften Fachsemester befindet und Student*innen (aus eigener Erfahrung) lieber mit älteren Studierenden als mit Ärzt*innen mitlaufen, heftet er sich bald an meine Fersen.

Anfangs bringt es mir wirklich Spaß, ihm so viel wie möglich beizubringen und ihn beim Braunülenlegen, Anamnestizieren, Untersuchen und Dokumentieren anzuleiten. Schließlich habe ich erst vor Kurzem selbst erlebt, wie nervenaufreibend es sein kann, den ganzen Tag in der Ecke zu stehen und nicht eingearbeitet zu werden. Daher bringe ich es nicht übers Herz, ihn nur zuschauen zu lassen: Obwohl ich weiß, dass eigentlich ich diejenige bin, die so viel wie möglich praktisch arbeiten sollte, überlasse ich ihm einen Großteil „meiner" Untersuchungen, Befundungen und Sonographien.

Leider scheint der Famulant weder zur Kenntnis zu nehmen noch wertzuschätzen, dass ich ihm bei jeder Gelegenheit den Vortritt gewähre. Zudem wird er trotz zufriedenstellender praktischer Fortschritte nicht eigenständiger, sondern klebt mir weiterhin an den Fersen. Er folgt mir auf Schritt und Tritt: Wenn ich einen Kaffee trinken gehe, setzt er sich schweigend daneben und wartet, bis ich fertig bin, wenn ich eine Handynachricht beantworte, liest er förmlich mit, und wenn ich Pause mache, wartet er in die Luft guckend, bis es weitergeht. Es ist mir ein Rätsel, warum er sich trotz wiederholter Ermunterung nicht allein zu Patient*innen begibt, sondern lieber jede*n Patient*in mit mir gemeinsam untersuchen möchte – denn dadurch nehmen wir uns gegenseitig die Aufgaben weg. Gleichzeitig schäme ich mich für meine Gedanken: Wie kann es sein, dass ich innerhalb so kurzer Zeit selbst zu jemandem geworden bin, der keine Lust mehr auf Lehre hat?

Die Situation soll sich klären, als bald darauf eine Famulantin ihr Praktikum in der Notaufnahme beginnt. Sie weiß mit meinen Bemühungen ganz anders umzugehen als der Famulant: Nach wenigen Stunden fängt sie an, angesichts der sich wiederholenden Abläufe mitzudenken und anfallende Aufgaben zu übernehmen, ohne jedes Mal auf meine Aufforderung zu warten. Wir arbeiten Hand in Hand zusammen, haben eine Menge Spaß dabei und bald ist sie so eigenständig, dass sie sich eigene Patient*innen suchen kann.

Anhand dieser Erfahrung sammele ich wertvolle Erkenntnisse für meine eigene Zeit als Supervisorin: Grundsätzlich scheine ich beim Anleiten beider Studierenden etwas richtig gemacht zu haben, denn ihr klinisch-praktischer Lernfortschritt gestaltete sich objektiv betrachtet gleichermaßen gut. Der Famulant hätte jedoch vermutlich mehr Ermutigungen, Geduld und Aufforderungen zum eigenständigen Handeln gebraucht, um seine Unsicherheiten zu verlieren. Rückblickend mutmaße ich, dass ich trotz meiner Rücksichtnahme zu sehr von mir auf ihn geschlossen habe: Nur, weil *ich* nach einer kurzen Zeit der suffizienten Anleitung allein zu Patient*innen gehen konnte und wollte, heißt das nicht, dass auch dieser Famulant ohne Weiteres den Mut dazu hätte aufbringen müssen.

> **Pro-Tipp № 19:** Wie bereits erwähnt, ist jede*r von uns auf Einarbeitungsphasen angewiesen und sollte diese auch stets einfordern. Ab einem gewissen Punkt wird jedoch von uns erwartet, dass wir uns eigenständig zurechtfinden, denn vom bloßen Zuschauen werden wir auf Dauer nicht so viel lernen, wie vom „selbst machen".

Und plötzlich ist er da, der Tag, von dem ich in der ersten PJ-Woche angesichts meiner Startschwierigkeiten dachte, dass er niemals eintreten würde: Das erste Tertial ist zu Ende.
Obwohl meine Lernkurve öfters stagnierte und ich in dem kleinen Krankenhaus sicherlich nicht so viele spezielle Krankheitsbilder zu Gesicht bekommen habe, wie es in einer Uniklinik der Fall gewesen wäre, habe ich einen breitgefächerten Einblick in die Innere Medizin erhalten und bin mit meinen klinisch-praktischen Fortschritten insgesamt zufrieden.
Positiv ist mir an der Klinik ebenfalls aufgefallen, dass ich als PJlerin seltenst für die Ausübung undankbarer Tätigkeiten „missbraucht" wurde. Ob man dies so verallgemeinern kann – kleineres Haus, größerer Stellenwert der PJler*innen; größeres Haus, weniger Wertschätzung – vermag ich natürlich nur in Ansätzen zu beurteilen, jedoch deckt sich diese Erkenntnis mit den vielen anderen Erfahrungsberichten, welche mir beim Schreiben dieses Buches begegnet sind.

Aller Anfang ist schwer. Lasst euch Zeit, euch in eure neue Rolle als PJler*in einzufinden. Seid geduldig mit euch selbst und verliert dabei nicht den Spaß am Lernen, Ausprobieren und klinischen Arbeiten!

KAPITEL 4

Chirurgietertial – Augen zu und durch?

Obwohl ich mich im Großen und Ganzen auf das Praktische Jahr gefreut habe, löst der Gedanke an das chirurgische Pflichttertial alles andere als Begeisterung in mir aus.

Während es sich für viele meiner Studienkolleg*innen andersherum verhält und sie den internistischen Pflichtabschnitt geradezu verteufeln, kann ich dem chirurgischen Arbeiten nichts abgewinnen. Ich kann selbst nicht erklären, wie und warum diese Abneigung entstanden ist, denn als Kind habe ich eigentlich immer gerne gewerkelt und gebastelt. Doch wenn heutzutage in der Wohnung oder an meinem Fahrrad etwas kaputt geht, gibt es drei Optionen: 1) Gaffa-Tape und Kabelbinder, 2) mein Freund repariert es, 3) es bleibt so.

Zu meiner mangelnden Vorfreude auf das chirurgische Tertial trägt weiterhin bei, dass ich von vielen chirurgischen Einrichtungen im Vorfeld nichts Gutes gehört habe: Insbesondere Chirurg*innen sind dafür bekannt, den Grundsatz „Ausbildungszeit ≠ Arbeitszeit" ins Gegenteil zu verkehren und PJler*innen als unter- oder gar unbezahlte Hakenhalter*innen und Blutabnahmedienste zu „verheizen".

Bevor ich die Chirurgie als solche verurteile, muss ich natürlich erst einmal meine eigenen Erfahrungen sammeln. Vor meinem ersten Tertialtag bin ich dennoch denkbar uneuphorisch. Mein Freund ermutigt mich – es sei doch sicherlich total spannend zu lernen, wie man invasiv arbeitet und wie die einzelnen OPs ablaufen. Recht hat er natürlich, aber ob seine Vorstellungen der Realität nahekommen werden, bezweifele ich.

Ich denke an das letzte Mal zurück, als ich im OP mithelfen sollte: Damals wurde ich zu einer proktologischen Abszess-OP hinzugerufen und musste Ewigkeiten in maximal verdrehter Körperhaltung mit zwei kleinen Haken das Patientinnen-Poloch offenhalten. Begleitet wurde der Spaß von schlechten Proktologen-Witzen und der Freude darüber, dass „die hübsche Studentin" die wortwörtliche Scheißarbeit übernahm.

Wo gibt es hier diese „Einarbeitung"?

Los geht's also, hinein ins nächste Abenteuer. Ich habe mich auch in diesem Tertial bewusst gegen eine Ausbildung an meinem Heimatuniversitätsklinikum entschieden, da vom entsprechenden Krankenaus nur eine geringe finanzielle Aufwandsentschädigung für PJler*innen gewährleistet wird.

[*Fun fact*: Damit zahlungsunwilligen Unikliniken trotzdem weiterhin genügend PJler*innen zur Verfügung stehen, sind bestimmte Fakultäten übrigens so intelligent gewesen, die Studienordnung zu verändern: Den jüngeren Jahrgängen ist es nun vorgeschrieben, ein Pflichttertial an einem universitären Krankenhaus zu absolvieren. An dieser Stelle möchte ich daher ein dickes **DANKE** an alle (studentischen) Vereinigungen senden, welche sich seit Jahren für fairere Bedingungen und Aufwandsentschädigungen im PJ sowie für eine umfassende Reformierung des Medizinstudiums einsetzen!]

Nun stehe ich also vor einem Lehrkrankenhaus, welches von meinen Vorgänger*innen viele positive Bewertungen erhalten hat – nicht zuletzt, weil es uns PJler*innen immerhin ein paar Euros pro Stunde und ein Mittagessen für unseren Vollzeitjob zahlt. Außerdem soll das chirurgische Team hier im Gegensatz zu vielen anderen Kliniken ausgesprochen nett sein, und ich habe nur ein Ziel: Die vielen Stunden des Hakenhaltens überleben, ohne gefressen zu werden.

Zunächst habe ich Hoffnung, dass wir bei diesem zweiten Tertial-Einführungstag etwas Brauchbares lernen werden. Jener entpuppt sich allerdings als perfekter Abklatsch der Eingangsveranstaltung des ersten Tertials. Mein Lieblingspart, die Hygieneschulung, erweist sich diesmal als einstündiger Monolog darüber, wie man Viggos legt. Dabei lässt sich der Hygieneherr von der Tatsache, dass wir dies alle schon routiniert können, nur kurz aus dem Konzept bringen.

Ich will gerade wegdösen, da beginnt der Mann plötzlich hysterisch von zwei Studierenden zu berichten, die sich nicht an die Hygieneregeln hielten und sich daraufhin mit einer Infektionskrankheit infizierten. Er keift uns an, „dass wir Gast in diesem Haus seien und nicht das Recht hätten, irgendwelche Krankheiten zu verbreiten". Denn dann würde er uns persönlich vor die Tür setzen und es sei ihm egal, wo wir unsere Ausbildung fortsetzten. Ich blinzele. *Wow. Herzlich willkommen.*

Als er seine Präsentation endlich beenden möchte, bemerkt er, dass er uns noch gar nicht das Schutzkittel-An-und-Auszieh-Lehrvideo gezeigt hat. „Leider" lässt es sich nicht öffnen.

Es folgt eine denkbar schlechte IT-Einweisung, die sich wie im ersten Tertial immens in die Länge zieht, weil der IT-Mann es nicht schafft, die Patientenverwaltungssoftware zu öffnen.

In der Mittagspause stellt sich heraus, dass meine Mitstreiter*innen der Chirurgie ebenso wenig abgewinnen können wie ich. Einer betont, dass er keine Lust habe, im OP angeschnauzt zu werden – deshalb würde er uns anderen großzügig den Vortritt gestatten. *Cool,* denke ich, *wie kollegial von dir.*

Für den letzten Programmpunkt treffen wir uns mit dem chirurgischen Chefarzt. Von ihm erhalten wir eine umfangreiche Einführung in organisatorische Aspekte, bevor er uns kurz die wichtigsten Orte im Haus zeigt. Während wir zusammen die Umkleidekabinen suchen, laufen wir mehrere Male im Kreis, ohne fündig zu werden. *Egal, schließlich haben Chefärzt*innen Zeit, mit Studierenden Umkleideräume zu suchen.*

Danach geht es in den OP. Der Chef zeigt uns im Schnelldurchlauf, wie man sich richtig einwäscht, wo wir laparoskopische Fertigkeiten und Nahttechniken üben können und welche tollen Möglichkeiten das Intranet bietet (inkl. Schutzkittel-An-und-Auszieh-Lehrvideo!).

Wir alle sind überrascht, dass er sich so viel Zeit nimmt. Im Hinausgehen bedanken wir uns beim Chef. Er wirkt verwirrt: „Natürlich, das ist doch selbstverständlich ...?!"

> **Pro-Tipp № 20:** Insbesondere im Chirurgietertial solltet ihr um eine vernünftige Einarbeitung bitten, denn der OP wird voraussichtlich euer zweites Zuhause werden. Ja, der Chefarzt hat meinem Tertial das Haus und die Grundsätze des chirurgischen Einwaschens gezeigt, aber warum hat uns niemand erklärt, wie wir den OP-Plan lesen, welche OPs wir besetzen müssen und wie wir uns dafür einteilen? Aus irgendeinem Grund erhält man als chirurgische*r Praktikant*in *niemals* eine Einführung, wie man sich im OP zu verhalten hat. Wir sollten uns bemühen, daran etwas zu verändern.

In den Klinikalltag einfinden – Klappe, die zweite

Am ersten Arbeitstag beginnt um 7 Uhr die Visite. Ich starte auf einer gemischt chirurgisch-interdisziplinären Station, was dazu führt, dass wir zu *fünfzehnt* Visite laufen: Oberärzt*innen, Assistenzärtz*innen, PJler*innen, Famulant*innen und Pflegepersonal aus allen Fachrichtungen betreten in genannter Reihenfolge die Patientenzimmer, in denen bis zu vier Patient*innen liegen. Obwohl die Ärzt*innen bemüht sind, uns sechs Studierende auf größere Wunden einen Blick werfen zu lassen, pendelt sich der durchschnittliche studentische Lernerfolg am Ende bei null ein.

Für kurzzeitige Erheiterung sorgt eine Assistenzärztin, welche reichlich zu spät und mit wirrer Sturmfrisur zur Visite hinzustößt. Da sie aus unerklärlichen Gründen unter ihrem eingelaufenen Kittel keine Hose trägt, stattdessen aber ihre geblümten Socken bis zu den Knien hochgezogen hat, erinnert sie eher an eine durchgeknallte Milchbäuerin als an eine kompetente Stationsärztin. „Fragen Sie nicht", murmelt sie nur.

Mit den anderen PJler*innen versuche ich im Anschluss an die Visite die OP-Einteilung für den heutigen Tag vorzunehmen. Doch aus dem OP-Plan können wir nicht eindeutig ablesen, wann jemand von uns assistieren soll. Wir begeben uns also auf die Suche nach anderen Studierenden und begegnen zum Glück bald einer Studentin aus dem dritten Tertial. Sie zeigt uns zwei OP-Bereitschaftstelefone, die wir jederzeit zu besetzen hätten. Da sich keine*r um die Telefone zu reißen scheint, schnappe ich mir eines der beiden Geräte. Ich habe es kaum in meine Kitteltasche fallen lassen, da beginnt es zu klingeln.

Das Chefarzt-Desinfektionsschema nachahmend wasche ich mich zügig ein und betrete den mir zugeteilten OP-Saal. Am Tisch steht eine einzige, ältere Operateurin. Während die OP-Schwester mir meine sterile Arbeitskleidung reicht, ergreift mich augenblicklich Angst, mich beim Anziehen durch eine falsche Bewegung sofort wieder unsteril zu machen. Zu

meiner Erleichterung klappt alles, und mit auf Bauchnabel-
höhe erhobenen Händen stelle ich mich zu der Operateurin.
Mehr Glück hätte ich mit meiner ersten Assistenz nicht haben
können: Es handelt sich um eine laparoskopische OP, bei der
ich die Kamera führe. Die Operateurin ist ausgesprochen
freundlich, erklärt viel und macht Scherze. Natürlich fragt sie
mich auch, was ich werden möchte, und selbstverständlich ist
„am ehesten Internistin" die unpassendste Antwort, die man
einer leidenschaftlichen Chirurgin geben kann.
Die Zeit verfliegt und ich werde für mein laienhaftes Kamera-
führen sogar gelobt. Mit so viel positiver Energie habe ich im
Leben nicht gerechnet. Dankbar verlasse ich meine erste OP.

Als ich in das Arztzimmer zurückkehre, platzt dieses aus allen
Nähten: Zwei chirurgische Assistenzärzte schreiben Briefe,
während sich eine internistische Assistenzärztin und ihr aus
zwei PJlern und zwei Famulantinnen bestehender Studieren-
dentross um den dritten Arbeitsplatz scharen. Ich bin heilfroh,
dass ich mein Innere-Tertial schon hinter mir habe.
Der mir zugeteilte Assistenzarzt zeigt mir kurz das System
und nennt mir einige Patientennamen, in die sich das Einlesen
wirklich lohnt. *Warum kann es nicht immer so laufen*, frage ich
mich. *Eine schnelle Einweisung kann doch Wunder bewirken.*

Ich begreife bald, dass der klinische Alltag auf der chirurgischen Station ganz anders abläuft, als ich es aus der Inneren
Medizin gewohnt bin:

- die Visiten sind deutlich kürzer („Tut der Bauch weh?
  Ne? Super, bis morgen!")
- Patient*innen werden lediglich grobmaschig überwacht,
  während sie entweder auf ihre Operation oder ihren Ent-
  lassbrief warten

- umfassende Laborkontrollen sind eher irrelevant, da nicht-chirurgische Probleme wie eine Anämie oder Niereninsuffizienz langfristig von Hausärzt*innen oder Internisten behandelt werden
- selbst durchzuführende Funktionsdiagnostiken sind rar
- Arztbriefe sind in der Regel aus vorgeschriebenen Standard-Textbausteinen zusammensetzbar

Nach Rücksprache mit älteren PJler*innen sowie basierend auf meinen Erfahrungen aus dem ersten Tertial kann ich nach einigen Tagen gut einschätzen, wie die Dinge in dieser Klinik ablaufen: Ich weiß, welche Aufgaben ich mir suchen kann, nach welchen ich fragen muss und dass ich mich ohne schlechtes Gewissen selbst beschäftigen darf, wenn die OPs belegt und alle anderen anfallenden Tätigkeiten erledigt sind. Mein *FOMO*-artiges Bedürfnis, so viel wie möglich lernen zu wollen, ist angesichts meiner geringen Lernansprüche an das Fach Chirurgie vorerst in den Hintergrund gerückt.

> **Pro-Tipp № 21**: Spoiler: Es wird immer Chirurg*innen geben, die der Meinung sein werden, dass es für uns als PJler*innen einen immensen Lern-Mehrwert darstellt, bei laparoskopischen Operationen auf den Bildschirm zu starren. Lasst euch nicht veräppeln: Dreistündige Adhäsiolysen kennen wir zur Genüge aus dem Präpkurs.

Wie überlebe ich die Hack-und-Pick-Ordnung im OP?

Was das Besetzen der Operationen anbelangt, bin ich zwiegespalten: Einerseits sind die meisten Ärzt*innen ausgesprochen geduldig, zum Essen darf man sich auslösen lassen und die Zeit im OP vergeht zügig, andererseits habe ich ebenso wie die anderen PJler*innen wenig Lust auf ruppige Umgangstöne. Im Folgenden möchte ich daher anhand zweier OP-Erlebnisse näher auf die sozialen Verhaltensweisen in chirurgischen Fachrichtungen eingehen.

Ich rufe morgens im Operationssaal an und frage, wann die OP, bei der ich assistieren soll, denn losgehen würde. „Wie, wann die losgeht?", stellt sich die OP-Schwester unwissend. „Die fängt an, wenn die anfängt!" Ich versuche, mir meine Verärgerung nicht anhören zu lassen. „Naja, im OP-Plan ist der Operationsbeginn für jetzt eingetragen, aber erfahrungsgemäß dauert es ja –" „Das kann *dir* doch egal sein", faucht die Schwester. „Wir brauchen dich, also komm einfach!"
Gereizt schlinge ich mein Frühstück herunter und hetze zum Operationssaal. Als ich im Stechschritt zum OP-Trakt abbiege, renne ich beinahe die Operateurin über den Haufen. „Na, willst du in den OP? Ich versuche gerade herauszufinden, wann es losgeht!", verkündet sie fröhlich und nickt mit dem Kopf in Richtung ihres Telefons. „Vergiss es", murmele ich. „Die OP-Schwester ist heute besonders biestig – *mir* verrät sie zumindest nicht, wann wir anfangen."
Es stellt sich heraus, dass es tatsächlich noch eine knappe Stunde dauern soll, bis wir mit der OP beginnen können. Kurz bevor es endlich losgeht, möchte ich mich pflichtbewusst in die Zeiterfassungssoftware eintragen. Dafür muss ich allerdings zuerst den sterilen Tisch passieren. Obwohl ich mit dicht am Körper anliegenden Armen im seitlichen Krebsgang demonstrativ vorsichtig an der „Gefahrenstelle" vorbeimanövriere, brüllt die OP-Schwester keine Sekunde später, dass ich *dort* nicht langzugehen habe. Ich ignoriere sie und pirsche mich weiter. „*AUßENRUM!*", donnert die Frau wütend. Endlich am Computer angelangt, ist die Zeiterfassungsseite jedoch gesperrt, und da alle anderen beschäftigt sind, begebe

ich mich stattdessen zum Einwaschen. Als ich zurück in den Operationssaal trete, schaut mich die OP-Schwester erbost an. „Die junge Dame ist jetzt schon eingewaschen", teilt sie der Operateurin anklagend mit. „Das sollte sie doch nicht, oder?!" „Doch, doch", erwidert die Ärztin. Die OP-Schwester überlegt. Dann fragt sie mich kurz angebunden: „Hast du dich denn im System eingetragen?" „Noch nicht", erwidere ich, „das ging nicht, weil –" *„Du musst dich doch eintragen!*", braust die Schwester erneut auf. „Mach das *jetzt sofort!*" „Aber ich bin doch schon eingewaschen!", protestiere ich entgeistert. „Ja, aber du musst dich auf jeden Fall **IMMER ERST EINTRAGEN**! Dann wäschst du dich eben noch einmal ein!", faucht die tobende Frau.

Ungläubig begebe ich mich ein zweites Mal zum Computer. Widerwillig gebe ich Acht, diesmal den „korrekten" Weg durch den Raum zu wählen. Die Zeiterfassungsseite ist immer noch gesperrt und niemand nimmt Notiz davon, dass ich Hilfe brauche, während ich stumpf auf den Bildschirm starre. Da kommt die Ärztin auf mich zu und schaut mich mitfühlend an. „Soll ich dich miteintragen?", fragt sie leise. Ich nicke dankbar. Wenigstens die Operateurin ist auf meiner Seite.

Kurz vor Ende eines anstrengenden Spätdienstes werde ich zu einer laparoskopischen Operation gerufen, bei der ich für einen mir bislang unbekannten, jungen Oberarzt die Kamera führen soll. Hoffnungsvoll blicke ich mich im Arztzimmer um, ob nicht jemand von den diensthabenden Ärzt*innen mit in den OP möchte. Doch die anwesende Ärztin zuckt nur mit den Schultern. „Ach, es ist gerade so schön ruhig hier", sagt sie und fischt mit der Hand in einer Chipstüte. „Ich kann auch ganz gut `mal `rumsitzen."

Fluchend tapse ich zum OP und versuche auf dem Weg, meine Erschöpfung mit einem Schokoriegel zu bekämpfen. Als ich an den Tisch trete, erklärt mir der Oberarzt noch einmal, wie ich die Kamera zu halten habe. Ist er zunächst sehr geduldig, verändert sich sein Tonfall im Laufe der OP zunehmend, als ich seine unvertrauten Anweisungen nicht schnell genug in die Tat umsetzen kann. „Mitte!", ruft er, und ich schwenke die Kamera in die Mitte des Rumpfes. „Nein!", korrigiert der Chirurg. „Du sollst *den Operationsbereich* mittig einstellen!" Ich schweige. „Abstand!", ruft er kurz darauf, und weil an dem engen Tisch nicht einmal ein Blatt Papier zwischen uns passt, während er mir mit seinen Instrumenten ständig in die Quere kommt, trete ich einen Schritt zurück. „*Nein, die Kamera* weiter weg!", ruft der Arzt gereizt. „Ich habe es dir doch erklärt!"

So kommunizieren wir die gesamte Operation hindurch aneinander vorbei. Rückblickend ergeben seine Anordnungen zwar durchaus einen Sinn, doch meinem übermüdeten Gehirn gelang es nicht mehr, seine knappen, uneindeutigen Kommandos richtig zu interpretieren.

In der Umkleidekabine sacke ich erschöpft zusammen, während ich zum ersten Mal während meiner PJ-Zeit in Tränen ausbreche. So müde, kraftlos und gedemütigt habe ich mich lange nicht mehr gefühlt.

Pro-Tipp № 22: Mir ist bewusst, dass die geschilderten Situationen in Anbetracht dessen, dass in anderen deutschen Operationssälen mitunter ganz andere Umgangstöne herrschen, harmlose Beispiele darstellen. Da ich mit solchen „OP-Extremsituationen" im Laufe meines Studiums zum Glück nur selten in Berührung geraten bin, kann ich an dieser Stelle keine konkreten Ratschläge für OP-spezifische Schikanierungen erteilen.

Wie ihr aber im nächsten Kapitel feststellen werdet, sind grenzwertige Umgangsformen bedauerlicherweise nicht auf den Operationssaal beschränkt.

Ich möchte euch daher ausdrücklich dazu ermutigen, euch unangemessenem Verhalten eurer Kolleg*innen aktiv zu widersetzen. Konfrontiert sie mit ihrem Verhalten, sprecht mit euren PJ-Beauftragten, und wenn ihr angesichts beider Optionen gerade hysterisch aufgelacht habt, versucht, den entsprechenden Leuten aus dem Weg zu gehen. Holt euch Rückendeckung und Zuspruch von euren Kommiliton*innen und anderen Mitarbeiter*innen. Manche von uns haben ein „dickes Fell" und lassen stichelnde Kommentare einfach an sich abprallen. Andere, zu denen ich mich selbst auch zähle, sind zarter besaitet und suchen die Fehler zunächst bei sich selbst. Solltet ihr das Gefühl haben, dass eure Psyche auf längere Sicht unter der steten Schikane gewisser Mitarbeiter*innen in Mitleidenschaft gezogen wird, steht ihr nicht allein da: Neben den PJ-Beauftragten könnt ihr euch an Studierendensprecher*innen, eure Fachschaft, eure Fakultät, euer Dekanat, Studierendenvertretungen und nicht zuletzt auch an den Betriebsrat der Klinik wenden. Es mag oftmals schwierig anmuten, die Grenze zwischen schlechter Stimmung, Stutenbissigkeit und manifestem Mobbing zu ziehen, doch erfordert jegliche Form unangebrachten Verhaltens einen offenen Umgang damit. Schreibt auf, was wann und wie geschehen ist und wer Zeuge dieser Vorfälle geworden ist. Nutzt Plattformen wie jene von *PJ-Ranking* oder *Ethimedis*, um eurem Unmut Luft und dadurch positive Veränderungen zu schaffen.

– *Man muss als PJler*in damit rechnen, manchmal wie ein Stück Dreck behandelt zu werden, denn „das ist eben einfach so"?* Nein, das ist mit Sicherheit nicht so. Nur, wenn wir auf einen respektvollen Umgang und adäquate Lehre bestehen, kann sich an festgefahrenen Strukturen etwas ändern.

Sollte euch euer Chirurgie-Tertial noch bevorstehen und euer Tertialziel primär darin bestehen, es mental unbeschadet zu durchleben, dann orientiert euch an den online verfügbaren „Ratings" bezüglich des in verschiedenen Abteilungen vorherrschenden Umgangstones. Es gibt genügend chirurgische Einrichtungen, in denen ein freundliches und respektvolles Miteinander Gang und Gäbe ist.

Hält man in der Chirurgie den ganzen Tag Haken?

Wie wir alle schon lange vor PJ-Beginn wissen, ist man als chirurgische*r PJler*in planmäßig im OP miteingeteilt. Der Großteil der Medizinstudierenden stellt sich das Chirurgietertial deswegen wohl auch als Zweitkarriere im Vollzeit-Hakenhalten vor. Eine mit mir am OP-Tisch stehende Chirurgin bringt diesen Umstand beim Anblick meiner reflexartigen Zuck-Bewegungen in Richtung Haken recht gut auf den Punkt: „Ihr PJler seid wie Pawlowsche Hunde. Sobald man einen Haken in eure Nähe hält, greift ihr sofort zu!"
Doch je nachdem, wie viele PJler*innen das Tertial mit euch bestreiten und auf welche Weise ihr euch für die OPs aufteilt, werdet ihr an manchen Tagen nur teilweise, an anderen Tagen vielleicht auch gar nicht in den OP-Trakt hineinmüssen. Achtet also bei eurer Tertial-Wahl und dem Lesen von Erfahrungsberichten stets darauf, ob in dem von euch gewählten Klinikum eventuell nur zwei PJler*innen für fünf OP-Säle zur Verfügung stehen – denn dann könnte es durchaus passieren, dass ihr aus dem OP-Bereich nicht mehr herauskommt.
Da in chirurgischen Fachdisziplinen neben operativen Tätigkeiten natürlich auch Stationsarbeit anfällt, könnt ihr euren persönlichen Schwerpunkt für den Fall, dass euch der OP nicht geheuer ist, in Rücksprache mit euren PJ-Mitstreiter*innen alternativ auch auf Blutentnahmen, Verbandswechsel und Schreibtischarbeit legen. Je nach Klinik sind außerdem

Rotationen auf Intensivstation oder in die Zentrale Notfallambulanz vorgesehen, die bei Bedarf auf einen längeren Zeitraum ausgeweitet werden können.

Für mich steht beispielsweise ein ganzer Monat in der ZNA auf dem Plan: Habe ich bislang so gut wie keine Erfahrung im Nähen oder Verbandswechseln erlangt, hoffe ich, dass ich an diesen „Defiziten" in diesem Zeitraum arbeiten kann.

Angekommen in der Notfallambulanz bin ich allerdings schnell froh, immerhin im Anamnestizieren und körperlichen Untersuchen schon ausreichend gut zu sein, denn hier heißt es: „Die Patientenakte liegt im Schwesternzimmer, schnapp` dir eine*n Patient*in und leg` los!" Weil ich mit chirurgischen Untersuchungen in der alltäglichen Krankenhauspraxis noch völlig unvertraut bin, wäre ich zu einem früheren Zeitpunkt über eine solche Aussage in Panik verfallen. Nun versuche ich, aus den mir zur Verfügung stehenden Werkzeugen eine brauchbare Patienten-Aufnahmetechnik für den chirurgischen Bereich zusammenzubasteln.

Anfangs fühle ich mich recht unsicher und bin unschlüssig, ob ich überhaupt irgendetwas richtig mache, doch im Laufe der Zeit decken sich die ärztlichen Nachuntersuchungen immer mehr mit meinen Befunden, und auch an meinen Arztbriefen muss zunehmend weniger verändert werden. Meiner Zufriedenheit wird lediglich dadurch ein Dämpfer verpasst, dass ab der dritten Woche drei weitere PJler*innen in der ZNA eingeteilt werden, weswegen niemand von uns ausreichend Patient*innen untersuchen kann.

Pro-Tipp № 23: Vier PJler*innen in einer ZNA sind mindestens zwei PJler*innen zu viel? Dann liegt es in eurer Hand, in Eigenregie ein paar „Studientage" einzuführen – denn oftmals hat niemand außer euch einen Überblick darüber, ob und wann ihr euch Fehltage nehmt. Selbstverständlich möchte ich euch nicht zum Schwänzen anstiften, doch haben mir ärztliche Kolleg*innen mehrfach durch die Blume vermittelt, dass niemand von einer PJler*innen-Schwemme in der ZNA profitiert. Sprecht euch also so ab, dass genügend PJler*innen vor Ort verbleiben, um das Fehlen anderer zu kaschieren, und verbringt den Tag dann mit etwas Sinnvollerem als Herumstehen.

Damit ihr einen ungefähren Eindruck davon gewinnt, was in der chirurgischen Zentralen Notfallambulanz auf euch zukommen könnte, hier eine kleine Sammlung meiner ZNA-Alltagsaktivitäten:

- begreifen, dass drei Ärzt*innen siebzehn unterschiedliche (Lehr-)Meinungen vertreten („Ne, das ist *so* wirklich *ganz* falsch, wie du das machst!")
- tolerieren, dass synkopierte Patient*innen in der Chirurgie kein EKG erhalten, sondern als „Schädelhirntrauma" 48 Stunden lang stationär überwacht werden
- feststellen, dass Chirurg*innen im Falle eines „versehentlich" doch geschriebenen EKGs dieses nicht befunden können und beim Aufschnappen von Begriffen wie „R/S-Umschlag" bloß abwehrend den Kopf schütteln
- mich freuen, meine erste Pleuradrainage nahezu eigenständig legen zu dürfen
- einsehen, dass man Patient*innen gegenüber nicht von „Wurm"-Operationen sprechen darf, wenn man sie ohne nachhaltige Verstörung für eine Appendizitis-OP aufklären möchte
- akzeptieren, dass gewisse Ärzt*innen umfassende Vorarbeiten an „PJler-Patient*innen" ignorieren, ins Zimmer stürzen und den „Fall" selbst übernehmen

- erleben, dass selbst notfallmäßig eingelieferte Privatpatient*innen zuallererst ihren Anspruch auf Einzelzimmer- und Chefarztbehandlung geltend machen müssen, bevor sie den Mitarbeiter*innen „gestatten", sie zu behandeln
- versuchen, nicht jedes Mal innerlich die Augen zu verdrehen, wenn Patient*innen „weder Vorerkrankungen haben noch Medikamente einnehmen", in der Folge aber lange Medikationspläne und OP-Narben am Bauch vorgefunden werden („achja, da hatte ich 1995 mal Krebs.")

Chirurgie-PJ, wie es sein sollte

Überrascht stelle ich nach drei Wochen in der Notaufnahme fest, dass ich mir mittlerweile eine ganze Menge zutraue. Dies liegt nicht zuletzt daran, dass sich gewisse „klassische" chirurgische Krankheitsbilder mit dem Fortschreiten meiner PJ-Zeit wiederholen und ich weiß, wie ich in den entsprechenden Fällen zu reagieren habe. Ich darf täglich eine Handvoll Patient*innen betreuen, deren Fälle ich im Anschluss mit den Ärzt*innen bespreche und dabei viel lerne. Diese positiven Erlebnisse helfen mir, mich mehr und mehr auf meine Fähigkeiten sowie auf mein Urteilsvermögen zu verlassen.

Das hinzugewonnene Selbstvertrauen beeinflusst auch meine Kommunikation gegenüber den Ärzt*innen, und ich merke, dass sie mich mehr und mehr als ihre Kollegin wahrnehmen: So darf ich bald die eine oder andere Kopfplatzwunde nähen, bei den Unfallchirurg*innen Drainagen stechen und unter Anleitung selbstständig einen großen Abszess im OP spalten. Hat sich meine Begeisterungsfähigkeit für die Chirurgie zuvor enorm in Grenzen gehalten, macht mir das eigenständige

„Operieren" derart viel Spaß, dass mir die Instrumente geradezu weggenommen werden müssen. Ich verspüre einen umfassenden Motivationsschub: So fühlt es sich also an, wenn man nicht mehr der ersetzbare, hakenhaltende Geist ist, sondern diejenige Person, die den Patient*innen aktiv hilft.

Auch die langen Dienste gestalten sich durch mein wachsendes Selbstbewusstsein ausgesprochen nett: Einmal halte ich bei einer als „kurz" angesetzten Beinfraktur spät abends vier Stunden lang das Bein eines Patienten. Da ständig geröntgt werden muss, tragen wir unter unserer sterilen Arbeitskleidung lange, schwere Bleiwesten und schwitzen uns zu Tode. Die Operateurin lobt meinen Einsatz jedoch mehrfach, und als ich mich traue anzumerken, dass ich eine Pause benötige, besorgt sie mir einen Hocker und das ganze OP-Team wartet geduldig. Nachdem im selben Spätdienst noch eine Notfall-Gallenblasenexzision erfolgt, aufgrund derer ich über meine Dienstzeit hinaus arbeite, danken mir alle OP-Mitglieder mehrfach und beurlauben mich für den nächsten Tag.

– So, wie in diesem Absatz beschrieben, sieht für mich ein PJler*innen-Leben aus dem Bilderbuch aus: Ich arbeite eigenständig, meine Aufgaben sind klar umschrieben, ich erhalte Rückmeldung zu meinen Tätigkeiten, darf unter Anleitung neue praktische Fertigkeiten erlernen und werde wertschätzend behandelt. Dabei habe ich weder das Gefühl, dass ich für die Ärzt*innen eine zeitliche Belastung darstelle, noch dass sich ansonsten jemand einen Arm ausreißen müsste, um den Alltag für mich derart „perfekt" zu gestalten.

Schade, dass es sich bei diesen geradezu traumhaften Rahmenbedingungen nur um die Ausnahme handelt.

Warum ist das Chirurgietertial ein Pflichttertial?

Seit dem Zeitpunkt im Studium, an dem das PJ und seine Planung in greifbare Nähe rückten, habe ich mich gefragt, warum jede*r Medizinstudierende im Fach Chirurgie ein Pflichttertial absolvieren muss.

Würde das gesamte Chirurgietertial so ablaufen, wie ich es im letzten Absatz beschrieben habe, wäre mir die Sinnhaftigkeit dieser Vorschrift durchaus verständlich, doch ist uns allen zur Genüge bekannt, wie die Realität oftmals stattdessen aussieht. In den zahllosen Berichten, die ich im Rahmen meiner Recherchen für dieses Buch gelesen habe, sind die immer gleichen Hauptkritikpunkte thematisiert worden: Ausnutzung der PJler*innen als billige Hakenhalter*innen, Selbstverständlichkeit ihrer Verfügbarkeit auch nach Dienstende, Überstunden, Mangel von Lehre, Anerkennung und Wertschätzung, unangemessenes Sozialverhalten gegenüber Studierenden, unzureichende Pausenzeiten und Vergütung.

Diese Erfahrungen decken sich mit den Schilderungen, die mir Kommiliton*innen zutragen, welche ihr Chirurgie-Tertial in anderen Häusern absolvieren: Eine Freundin muss ihre Urlaubspläne davon abhängig machen, ob größere OPs anstehen; anderen Bekannten werden ihre regelmäßigen Überstunden in keinster Weise gutgeschrieben, während sie die Aufgaben Smartphone-fixierter Assistenzärzt*innen übernehmen; einer Freundin wird mitgeteilt, dass sie anstelle des vom Klinikum als einzige Aufwandsentschädigung gewährleisteten Mittagessens bitte ihr eigenes Brot mitbringen solle, da der OP-Plan nur zehn Minuten Pause zulasse; und einem Kommilitonen wird es untersagt, Essenspausen einzulegen.

Zwar habe ich mit meiner Klinik enormes Glück, betreue eigene Patient*innen, erhalte regelmäßig ärztliches Feedback und darf alle zwei Wochen einmal nähen, doch auch der

Großteil meines Chirurgietertials besteht aus „stumpfen" Blutentnahmen, Hakenhalten und Schreibtischarbeit.

Uns allen ist die Paradoxität dieser Situation wohl zur Genüge bekannt: Obwohl der reibungslose Ablauf des operativen Betriebes von studentischen Assistenzen abhängt und unser täglicher Arbeitseinsatz somit eine systemrelevante Komponente des deutschen Gesundheitswesens darstellt, wird dies weder kommuniziert noch wertgeschätzt.

Wie kann es sein, dass Universitäten und Lehrkrankenhäuser immer noch behaupten „dürfen", dass das Praktische Jahr ausdrücklich Gegenstand studentischer Ausbildung sei und sie deswegen keinerlei oder nur eine geringe Aufwandsentschädigung gewähren müssten? Bis heute frage ich mich, worin mein „Ausbildungs"-Effekt bestanden haben mag, wenn ich bei einer vierstündigen Operation unbeteiligt Haken gehalten habe, ohne das OP-Gebiet einsehen zu können.

Nur selten treffe ich auf Ärzt*innen, welche die studentische Unentbehrlichkeit für das OP-System ebenfalls offen bemängeln. So bestätigt ein Chirurg mir auf Nachfrage, was ansonsten niemand zugeben mag: Da nur eine limitierte Anzahl an Assistenzärzt*innen eingestellt werden könne, würde das verfügbare assistenzärztliche Personal zum Aufrechterhalten des Stationsbetriebes eingesetzt werden müssen. Dadurch würde es jenen Ärzt*innen allerdings nicht möglich sein, ihre Operationskataloge adäquat zu füllen. Um die in der Folge unterbesetzten Operationen trotzdem ausreichend mit qualifizierten Mitarbeitern*innen zu belegen, würde man stattdessen auf „sich in Ausbildung befindende" (praktischerweise anschaffungsgünstige) Ärzt*innen *aka* PJler*innen zurückgreifen. Welche Auswirkung es auf die chirurgische Facharztausbildung haben mag, wenn eigentlich Assistenzärzt*innen vorbehaltene OP-Assistenzen aus Kostengründen von Student*innen besetzt werden, sei einmal dahingestellt.

Schade, dass selbst in einem fortschrittlichen Land wie Deutschland die Qualität der medizinischen Ausbildung dem finanziellen Benefit noch immer hintenangestellt wird.

Warum ist Chirurgie also ein Pflichttertial? Diese Frage kann mir zu meiner Verblüffung selbst in der Klinik, in der ich mein Chirurgietertial absolviere, niemand mit abschließender Sicherheit beantworten.

Ich versuche also, mir selbst eine Antwort zu geben: Zu meiner Frustration bietet die Internetpräsenz meiner Fakultät trotz intensiver Suche keine Hilfe, das PJ-Kitteltaschenheft (PJ-Logbuch) ist ratlos und meine weitere Recherche verbleibt ebenfalls frustran. Lediglich ein einziger Artikel, welcher sich mit den Verbesserungsoptionen für die aktuell vorherrschenden Umstände im Chirurgie-Tertial befasst, erscheint mir authentisch: Hier ist davon die Rede, dass die im Chirurgie-PJ zu erlernenden praktischen Fertigkeiten für alle Facharztausbildungen fächerübergreifend einen erheblichen Benefit darstellen würden. Außerdem wird argumentiert, dass man dem immensen Nachwuchsmangel in den chirurgischen Fachdisziplinen offenbar dadurch am besten entgegenwirken könne, dass man PJler*innen als zukünftige Chirurg*innen rekrutiere (PD Dr. med. Benedikt Braun, 2019).

Obwohl ich diese Argumentation gut nachvollziehen kann und ich mit meiner chirurgischen Abteilung eine wirklich gute Wahl getroffen habe, kann ich am Ende meines Chirurgietertial weder routiniert nähen noch Wunden versorgen. Ich habe keinen Cast angelegt, keine Verbandswechsel durchgeführt („das macht hier die Pflege, wir brauchen dich im OP") und maximal drei Röntgenbilder befundet. Demgemäß beherrsche ich nicht einmal die absoluten Basics der Chirurgie – und das liegt mit Sicherheit nicht an meiner mangelnden Eigeninitiative. Ich habe zwar gelernt, geduldig zu sein, Durchhaltevermögen an den Tag zu legen, selbstbewusster aufzutreten und weitaus sicherer in Anamnese und körperlicher Untersuchung zu werden, aber seinen eigentlichen Zweck hat das Chirurgie-Pflichttertial auch in meinem Fall verfehlt.

Uns allen sollte also daran gelegen sein, mit unserem Einsatz, unserer Meinung und unseren Verbesserungsvorschlägen dazu beizutragen, dass sich an den grundlegenden Gegebenheiten im chirurgischen Teil des PJ etwas ändern wird. Selbiges gilt natürlich ebenso für alle anderen Abschnitte, in denen Unzulänglichkeiten auftreten, doch steht das chirurgische Gebiet nicht ohne Grund im Zentrum der Kritik und eignet sich deshalb hier auch als bestes Demonstrationsbeispiel.

Hier möchte ich mich außerdem erneut an all jene wenden, die sich für fairere Bedingungen und einheitlichere Ausbildungsstrukturen im PJ einsetzen. Ohne euch wären wir nicht da, wo wir heute sind. Ich rühre die Werbetrommel dafür, dass sich euch viele weitere engagierte Kommiliton*innen anschließen.

Rückblick: Trotz initialer Abneigung gegenüber chirurgischen Fachdisziplinen soll mein Chirurgie-Tertial mein bestes Tertial gewesen sein. Dies ist vor allem dem geschuldet, dass ich in jenem Tertial fast ausschließlich respektvoll behandelt worden bin, dass man studentischen Arbeitseinsatz zu schätzen wusste und dass es uns PJler*innen möglich war, anfallende Aufgaben selbstständig untereinander aufzuteilen.

Übrigens lohnt es sich, bereits im PJ über den zukünftigen Arbeitsplatz nachzudenken und die Assistenzärzt*innen in euerer Abteilung im Rahmen dessen um eine ehrliche Beurteilung der Arbeitsbedingungen zu bitten. Denn: Angebote für PJler*innen sind oft attraktiver als Weiterbildungsbedingungen für Assistent*innen, und authentische Informationen sind rar. Kliniken, die für ihre fairen Arbeitsbedingungen zertifiziert sind, findet ihr kostenlos bei *Treatfair*.

KAPITEL 5

Was mache ich eigentlich hier?

Als ich gerade an dem Punkt angelangt bin, an dem ich mich nach suffizienter Eingewöhnung in der Chirurgie nicht mehr fehl am Platz fühle, ist das Tertial auch schon wieder vorbei. Obwohl ich mich auf mein Wahltertial im Fach Anästhesie und die damit verbundenen Praxistätigkeiten in einer mir bis dahin unbekannten Stadt freue, verspüre ich keinerlei Motivation, mich erneut in eine fremde Abteilung einzufinden.

In den ersten Wochen meines dritten Tertials bin ich in den Narkoseeinleitungen verschiedener OP-Bereiche eingeteilt. Da ich zwecks mangelnden Angebotes des PJ-Portals eine anästhesiologische Uniklinik-Abteilung habe auswählen müssen, umfasst das Anästhesie-Team mehr als 150 Ärzt*innen. Allein in den ersten anderthalb Wochen arbeite ich daher an jedem einzelnen Tag mit anderen Supervisor*innen zusammen, und die Einarbeitung verläuft denkbar schleppend. Frustriert realisiere ich in den ersten Arbeitstagen, dass ich mich erneut ausgesprochen hilflos fühle. Obwohl ich mich auf die Theorie der Narkoseeinleitung vorbereitet habe, passieren im Einleitungsraum viel zu viele Dinge auf einmal, als dass ich folgen könnte. *Habe ich nicht gerade letzte Woche noch das Gefühl gehabt, dass ich schon wirklich viel kann?* Zwar verinnerliche ich nach einigen Einleitungen die generellen Abläufe der Narkoseführung, bin aber dennoch überfordert damit einzuschätzen, was meine Aufgaben als PJlerin in dieser Abteilung sind: Manche Ärzt*innen sprechen mit mir, weisen mir Tätigkeiten zu und geben mir Rückmeldung bezüglich meiner Umsetzungen. Bei ihnen darf ich intubieren, Arterien und Blasenkatheter legen. Andere Kolleg*innen interessiert meine Anwesenheit hingegen nicht im Geringsten. Sie erlauben mir mit viel Glück, großlumige Viggos zu legen und maskenzubeatmen. Da letztere „Supervisor*innen-Sorte" leider überwiegt, bin ich oft zwiegespalten: Wird von mir erwartet, dass ich nach anspruchsvolleren Aufgaben frage? Oder lassen jene Ärzt*innen mich generell keine anderweitigen Tätigkeiten übernehmen?

Die wenigen Male, die ich mich traue nachzufragen, werde ich zurückgewiesen: „Als PJlerin darfst du eigentlich gar nicht intubieren", „Ich weiß du hast Bock auf ZVK-Legen, aber das wirst du als Assistenzärztin eh noch genug tun", „Das Risiko, beim ZVK-Stechen etwas zu verletzen, ist für unerfahrene Studierende viel zu hoch", „Ne, so früh werden hier keine ZVKs gelegt, als Studentin legst du Viggos!", und so weiter.

Natürlich akzeptiere ich solche Aussagen, aber als ich von Kommiliton*innen höre, dass sie bei ihren Supervisor*innen „im OP alles legen dürfen, was sie wollen", ärgere ich mich dennoch. Habe ich mich zu wenig angestrengt oder haben sie einfach Glück gehabt? Sind diese anderen PJler*innen überhaupt „vergleichbare Maßstäbe"? *Muss* ich routiniert ZVKs legen können, oder ist es mir überlassen, ob ich dies am Tertialende können *möchte*? Wenn ich es können *muss*, wie kann ich meine ZVK-Quote trotz Chefarzteinleitungen im OP und Assistenzärzt*innen- und PJler*innen-Flut auf Station in die Höhe schrauben? Wenn ich es können *möchte*, wie gehe ich dann mit dem durch das Ausbildungsungleichgewicht entstehenden Frust um? Soll ich mich hilfesuchend an die PJ-Beauftragte wenden oder ist dieser Anlass nicht triftig genug?

Die Teilnahmen an den Narkoseführungen stellen für mich daher entweder Momente der Unter- oder der Überforderung dar: Manchmal sitze ich acht Stunden lang herum und habe das Gefühl, die Anästhesist*innen nicht einmal mit Fragen stören zu dürfen, an anderen Tagen hingegen werden Aufgaben an mich delegiert, welche ich aufgrund von Zeitdruck oder mangelnder Einarbeitung nicht sicher ausführen kann. So soll ich beispielsweise verschiedenste Medikamente aufziehen und applizieren, ohne Anweisungen bezüglich Dosierung, Lösungsmitteln und Verabreichungsform zu erhalten. Im nächsten Moment werde ich im Gegensatz dazu gefragt, ob ich „eigentlich schon VVKs legen" könne. Obwohl genügend Zeit für Anleitungen und Lehre zur Verfügung stünde, machen sich die wenigsten Ärzt*innen die Mühe, sich mit den ihnen zugeteilten PJler*innen auseinanderzusetzen.

Als ich in einem Dienst mit in den Schockraum laufe, wird mir das Ausmaß dieser unklaren Aufgabenverteilung erst so richtig bewusst: Wird erwünscht, dass ich mich in das geordnet wirkende Chaos stürze und mitanpacke? Oder soll ich lieber in meiner Ecke stehen bleiben und zuschauen? *Was wird hier von mir erwartet, und warum spricht niemand mit mir darüber?*

Ihr erinnert euch vielleicht daran, dass ich mich vor Beginn meines Praktischen Jahres nicht großartig damit auseinandergesetzt habe, was die „Ziele" des PJs sind – schlichtweg, weil ich die Dinge unvoreingenommen und ohne zu große Erwartungen auf mich zukommen lassen wollte.

Doch nicht nur ich habe eine schwammige Vorstellung vom Konzept „PJ": Auch der Großteil der von mir behandelten Patient*innen kann mit dem Ausdruck „PJlerin" oder „Studentin im Praktischen Jahr" derart wenig anfangen, dass ich bald dazu übergehe, mich als „Studentin im letzten Jahr der Ausbildung" vorzustellen. Denn anders als die Bezeichnungen „Referendar*in" oder „Azubi*ne" weiß den Status „PJler*in" in der breiten Gesellschaft niemand so recht einzuordnen: So merkt der Vater eines Freundes beispielsweise an, dass er sich bei seinen bisherigen Krankenhausaufenthalten nie adäquat aufgehoben gefühlt habe, wenn er von „studentischem" Personal untersucht wurde; meine früher als Pflegeheimleitung tätig gewesene Großtante fragt mich, „ob ich denn beim Blutabnehmen noch zittern würde"; und die Lebensgefährtin meines Onkels ist der festen Überzeugung, dass ich trotz ihres mittleren peripheren Venendurchmessers von augenscheinlich > 0,4 cm „bei *ihr* wirklich kein Blut bekommen würde".

Insbesondere in meinem Anästhesietertial wird mir angesichts der unklaren Aufgabenverteilung zunehmend bewusst, dass es hilfreich wäre, ein konkretes Verständnis davon zu haben, was das PJ eigentlich leisten soll. Klar, das Praktische Jahr stellt denjenigen Studienabschnitt dar, in welchem Medizinstudierende erworbene Kenntnisse und Fertigkeiten vertiefen, indem sie sie auf verschiedene Krankheitsbilder anwenden und unter Anleitung ärztliche Tätigkeiten durchführen. Aber was bedeutet das genau? Was muss, was soll, was kann ich lernen, und wie gut soll ich diese Dinge am Ende beherrschen können? Was *darf* ich als PJler*in überhaupt? Warum lernen einige so viel und andere so wenig?

Um mir diese Fragen zu beantworten, ziehe ich die Studienordnung meiner Universität zur Hilfe – denn da sollte ja schließlich genauestens drinstehen, was meine PJ-Lernziele sind. Doch Fehlanzeige. In den wenigen Zeilen, die meine Uni zur Verfügung stellt, finde ich lediglich ein paar unspezifische Kernpunkte der ärztlichen Approbationsordnung wieder, welche sinngemäß die im vorherigen Absatz getätigte Aussage widerspiegeln. Detailliertere Lehr- und Lernziele für die jeweiligen Fachrichtungen seien den insgesamt drei Logbüchern zu entnehmen.

Aha, dann befasse ich mich also einmal intensiver mit diesen Logbüchern. Laut Einleitungstext soll ich mithilfe jener Heftchen meine praktischen Fähigkeiten sowie die wichtigsten gesehenen Krankheitsbilder dokumentieren. Meine PJ-Ziele stellen dabei offenbar das Sammeln von klinisch-praktischen Kenntnissen, den Erwerb von Verantwortungsgefühl sowie das Treffen von Entscheidungen dar. Neben Listen der gängigsten Krankheitsbilder findet sich in den kleinen Heftchen weiterhin eine lange Aufzählung praktischer Tätigkeiten, die sich von Blutentnahmen bis hin zu ZVKs, Pleuradrainagen und Koloskopien erstreckt. Zu jedem Punkt ist anzukreuzen, ob man dieses Verfahren „theoretisch beherrscht", „gesehen und demonstriert" bekommen hat, „unter Aufsicht durchgeführt", „routinemäßig durchgeführt" oder „weder gesehen noch erklärt bekommen" hat.

Schön und gut, aber was **muss** *ich davon jetzt durchführen?* Soll ich routinemäßig Knochenmarkspunktionen verrichten? Oder reicht es, wenn ich 10.483 Zugänge lege? Habe ich mein PJ-Ziel auch erreicht, wenn ich bei dem Großteil der Punkte „weder gesehen noch erklärt bekommen" ankreuze? Und: Warum wird uns Studierenden nicht angeboten, *gemeinsam* mit Supervisor*innen unter Hinzuziehung unserer Logbücher unseren individuellen Lernfortschritt zu beurteilen? Obwohl meine Logbücher allesamt von Oberärzt*innen unterzeichnet worden sind, hat keine*r von ihnen weitergehendes Interesse daran geäußert zu begutachten, was ich dort eigentlich ausgefüllt habe.

Ich beschließe, zusätzlich die PJ-Studienordnungen anderer deutscher Universitäten zu Rate zu ziehen. Tatsächlich stoße ich in diesen mitunter auf detailliertere PJ-Lernziele, doch auch hier ist nirgends ein Vermerk darüber zu finden, in welchem Umfang jene Ziele zu erfüllen seien geschweige denn, wie ihre Einhaltung gewährleistet werden soll. Von einem Freund, der an einer jener Universitäten studiert, erhalte ich die Zusatzinformation, dass für sein Tertial zwar erfreulicherweise „*Midterm*-Gespräche" eingeführt worden seien, diese aber auch auf Nachfrage niemals stattgefunden hätten.

Nach mehreren Stunden der Recherche komme ich daher resignierend zu dem Schluss, dass es mir als PJlerin offensichtlich selbst obliegt, darauf zu achten, wie sich mein Lernerfolg gestaltet. Schließlich haben die mich betreuenden Ärzt*innen angesichts der permanenten Studierenden-Fluktuation keinerlei Überblick über meine Fähigkeiten.

Obwohl ich mich als selbstständige, kompetente Studentin bezeichnen würde, wirft diese Feststellung eine Menge Fragen auf: Was kann ich tun, wenn ich das Gefühl habe, nicht genug zu lernen? Wie bewerte ich überhaupt, ob ich sowohl quantitativ als auch qualitativ „genug" lerne? Was geschieht, wenn ich finde, dass ich „gar nichts" lerne – werde ich dann eine schlechtere Ärztin als andere?

Nachdem ich mit mehreren Leuten über diese Problemstellungen diskutiert habe, möchte ich euch an meiner persönlichen Schlussfolgerung in Form eines **Pro-Tipps** teilhaben lassen:

Pro-Tipp № 24: Das PJ gestaltet sich für uns alle individuell verschieden. Eine Vielzahl von Einflüssen wirkt sich darauf aus, wie unser Lernerfolg ausfällt: Die Klinik, die Fachrichtung, das Stationsteam, die Anzahl an anderen PJler*innen und Praktikant*innen, die personelle Ausstattung, die für Lehre zur Verfügung stehende Zeit, das Engagement der Ärzt*innen und vieles mehr. Wir können all diese Faktoren nur in Teilen beeinflussen.

Ich persönlich fände daher vor allem folgende Maßnahmen sinnvoll, um die Lehre im PJ zu vereinheitlichen:

1) Die Erstellung eines bundeseinheitlichen, detailliert ausformulierten Lernzielkatalogs, mithilfe dessen es sowohl für Ärzt*innen als auch PJler*innen nachvollziehbar wird, was im PJ gelehrt und gelernt werden soll. Der *Nationale*

Kompetenzbasierte Lernzielkatalog Medizin (NKLM) des Medizinischen Fakultätentages, der eine kompetenzfokussierte Neuausrichtung des Medizinstudiums anstrebt, verfolgt in Bezug auf die Vereinheitlichung von Lernzielen schon länger einen vergleichbaren Ansatz.

2) Die Einführung von Unterweisungen und „Checklisten" für anleitende Ärzt*innen, damit sie eine konkrete Vorstellung von ihrem Lehrauftrag erwerben können.

3) Das Etablieren von Feedbackgesprächen mit Supervisor*innen zu Beginn, Mitte und Ende der einzelnen Klinikaufenthalte.

Solche und vergleichbare Ideen werden sich trotz diverser Bemühungen und Vorhaben zur inhaltlichen Reformierung des Medizinstudiums, auf welche ich am Ende dieses Buches noch einmal detaillierter eingehen möchte, natürlich nicht von heute auf morgen verwirklichen lassen.

Was könnt ihr also heute schon tun, um eurem PJ mehr Struktur zu verleihen?

Beginnt damit, eine klare Übersicht über eure PJ-Ziele zu erlangen, indem ihr einen Blick in die durchaus brauchbaren Studienordnungen der einen oder anderen (süd-)deutschen Universität werft. Um basierend auf einem jener „PJ-Ziele-Leitfäden" dann euren Lernfortschritt zu beurteilen, würde ich euch empfehlen, euch in Gesprächen mit *mehreren* Mitstudierenden ein Bild davon zu verschaffen, welches Lehrniveau ihr von eurer Klinik realistischerweise erwarten könnt. Jene *Durchschnitts*erfahrungswerte könnt ihr dann mit eurem eigenen Lernerfolg abgleichen. Auch das eLogbuch von *Ethimedis* kann euch dabei helfen, euren Lernfortschritt in Relation zum Ausbildungsstand anderer PJ-Studierender zu setzen.

Kommt ihr gemessen an diesen Vergleichseckpunkten „zu kurz" oder scheint das Lehrniveau eurer Abteilung generell sehr niedrig zu sein? Dann fragt die „älteren" PJler*innen nach effektiven Mitteln, um das meiste aus diesem Tertial herauszuholen. Thematisiert gegenüber den euch betreuenden Ärzt*innen, was ihr gerne lernen würdet, legt stets genügend Eigeninitiative an den Tag und bezieht „zur Not" (einmal wieder) die PJ-Beauftragten mit ein. Für den Fall, dass selbst diese angesichts festgefahrener Klinikstrukturen nur wenig auszurichten vermögen, möchte ich euch ermutigen, derart desolate Lehrvoraussetzungen nicht ohne Weiteres zu akzeptieren. Schließt euch zusammen, sucht euch Hilfe, wehrt euch, und: Hinterlasst auf den einschlägigen Online-Plattformen und bei eurer Fakultät ein entsprechendes Feedback, damit das „Lehr"krankenhaus auf kurz oder lang durch PJler*innen-Mangel gezwungen ist, etwas an seinen Lehrstrukturen zu ändern.

Denkt stets daran: Wenn ihr euch als PJler*innen einmal die Mühe macht, euch vernünftig mit euren Lernzielen auseinanderzusetzen, werdet ihr zukünftigen PJler*innen ebenfalls gute Lehrstrukturen bieten können. Indem wir unsere Vorstellungen von adäquater Lehre an unsere Auszubildenden weitergeben, können *wir selbst* ohne großartigen Aufwand die Strukturen für die kommenden Generationen verbessern.

Am Ende ein kleiner Spoiler: Im Gespräch mit diversen „Ex-PJler*innen" habe ich folgenden O-Ton vernommen: Ganz egal, wie ihr PJ ausgefallen ist, sind sie alle gute Ärzt*innen geworden. Manche mögen mit mehr Erfahrung und praktischen Fähigkeiten in ihre Assistenzarztzeit starten und dadurch einen gewissen Vorteil besitzen – doch da *gerade* aufgrund der uneinheitlichen PJ-Ziele niemand frisch approbierten Ärzt*innen eine Palette von „Skills" abverlangen kann, ist es vollkommen in Ordnung (und manchmal auch gar nicht zu vermeiden), dass man mit Beginn der Assistenzarztausbildung verschiedene Tätigkeiten zum ersten Mal ausübt.

Erwähnenswert finde ich hier die Begegnung mit einem erfahrenen Anästhesisten: Als ich ihm erzähle, dass ich in meinem Tertial so viele ZVKs und Arterien wie möglich legen möchte, schaut er mich mit großen Augen an. „Chill", sagt er. „Ihr wollt immer alle invasiv arbeiten, weil ihr dadurch das Gefühl bekommt, schon Arzt oder Ärztin zu sein. Aber als Assistenzärztin musst du das eh alles regelmäßig machen, und dann wirst du auch genügend Routine besitzen, um es bereits nach wenigen Wochen *wirklich* zu können."

Downward spiral

Nach rund zwei Wochen im OP habe ich das Gefühl, verstanden zu haben, wie die Einleitungen ablaufen: Ich habe einige „gute" Tage, an denen ich intubieren, Arterien und Blasenkatheter legen darf, und augenblicklich fühle ich mich selbstbewusster und habe Spaß an der Arbeit.

Doch leider habe ich mich zu früh gefreut: In der Folge bin ich bei einem älteren Anästhesisten eingeteilt, der zunächst recht nett zu mir ist, von vornherein aber nicht viel mit mir spricht. Gestattet er mir anfangs noch einige Intubationsversuche, wird er im Laufe der Zeit mit seinen Aufgabenzuweisungen immer zurückhaltender. Während ich kompensatorisch beginne, mir selbstständig Tätigkeiten zu suchen, entwickelt er ähnlich wie mein „Lieblingsstationsarzt" die nervtötende Angewohnheit, jede meiner Handlung mit einem spitzen Kommentar oder einem misstrauischen Seitenblick zu versehen. Als ein aufmerksamer Pfleger mit einem Blick auf meine augenscheinliche Unterforderung einmal anmerkt, ob nicht „die

Studentin die Arterie legen dürfe", erlaubt der Anästhesist mir einen Versuch. Da ich jedoch nicht auf Anhieb treffe und an einer etwas anderen Stelle anzusetzen gelernt habe, als er es zu tun pflegt, nimmt er mir die Punktionsnadel nach wenigen Sekunden aus den Händen. Meinen Versicherungen, dass die bislang von mir gelegten Arterien einwandfrei zum Liegen kamen, scheint er keinen Glauben zu schenken. Ich verstehe seine Sorge, dass ich dem Patienten Schaden zufügen könnte, doch da ich wirklich vorsichtig vorgegangen bin, missfällt mir die Art und Weise, wie er mich unwirsch zur Seite schiebt.

Nach diesem Vorfall spricht er kein einziges Wort mehr mit mir, während er mit allen anderen Mitarbeitern*innen weiterhin munter herumalbert. In den Einleitungen stehe ich daher meist unbeteiligt daneben, und wenn ich einmal eine Aufgabe übernehmen soll, werden meine Handgriffe aufgrund meiner mangelnden Routine stets genauestens beobachtet und haarspalterisch kritisiert. Um überhaupt *irgendeinen* Lerneffekt zu erleben, gehe ich also dazu über, das Narkoseprotokoll auszufüllen. Doch nicht einmal diese langweilige Beschäftigung sei mir vergönnt: Der Arzt nimmt mir schon bald das akribisch geführte Protokoll aus den Händen und merkt an, dass er dieses selbst weiter ausfüllen werde. Schließlich würde *er* ja auch die Medikamente verabreichen.

*JA, ich hab's verstanden. Du hast irgendein Problem mit mir und ich kann es in deinen Augen nicht gut genug machen. Doch, lieber Arzt, wir sind hier in einem Lehrkrankenhaus und es ist **nicht** deine Aufgabe, mich den ganzen Tag lang anzuschweigen!*

Pro-Tipp № 25: Kontinuierliche emotionale Auf-und-Abs gehören zum Klinikalltag leider dazu. Manchmal widerfahren uns Erfolgserlebnisse und wir fühlen uns unbesiegbar, im nächsten Augenblick klappt nicht einmal eine simple Blutentnahme und wir fragen uns, ob wir in sechs

Jahren Studium überhaupt irgendetwas gelernt haben. Die einzige Möglichkeit, mit dieser Achterbahnfahrt umzugehen, ist, sie als solche zu akzeptieren.

Sobald sich die Möglichkeit dazu ergibt, versuche ich daher mittels „Einleitungshopping" das Narkoseteam zu wechseln. Obwohl der Anästhesist meine Anwesenheit zuletzt ignoriert hat, scheint ihm mein aktives Fernbleiben dennoch nicht recht zu sein: Meine Morgengrüße erwidert er von nun an mit einem bohrenden Blick. *Wow. Was für ein Kindergarten.*
Da es meinen Kommiliton*innen in seinem Beisein nicht anders als mir ergeht, nehme ich mir sein Verhalten nicht weiter zu Herzen. Dennoch frage ich mich, was manche junge Ärzt*innen dazu bewegt, sich gegenüber ihren PJler*innen dermaßen herablassend und unkollegial zu verhalten. Ich vermute, dass dies in gewisser Weise Ausdruck eigener Überforderung und Unsicherheit ist, doch warum man dabei gleich so unhöflich werden muss, verbleibt mir ein Rätsel.
Leider werden meine Hoffnungen bezüglich des Konzeptes „Einleitungshopping" ebenfalls bald zunichte gemacht: Gebe ich mir anfangs noch Mühe, selbstbewusst und engagiert aufzutreten, merke ich schnell, dass die mich nicht kennenden Ärzt*innen weder viel mit mir sprechen noch mir Aufgaben zukommen lassen. Obwohl es grundsätzlich niemanden interessiert, ob ich in den Einleitungen und OP-Sälen herumstehe oder nicht, wird meine Anwesenheit dennoch erwartet und täglich kontrolliert.

Meinen immer kläglicher werdenden Versuchen, trotz der allgegenwärtigen Nicht-Beachtung meiner Präsenz an den Narkoseeinleitungen teilzunehmen, wird am Anfang der vierten Woche der endgültige Todesstoß versetzt:

Ich warte im Einleitungsraum „meines" Narkoseteams auf die Ankunft des nächsten Patienten, während Pfleger Walter beschäftigt um mich herumwuselt. Ob ich ihm helfen könne? Ne, ne, er komme schon zurecht.

Er verschwindet, und kurz darauf wird der Patient mit einem auf seinem Bauch abgelegten, schweren Vitalparameter-Monitor in das Zimmer geschoben. Ich habe den Monitor gerade zur Seite gestellt, da kommt Walter schimpfend in den Raum geschossen: Offensichtlich sind wir mit der Einleitung zu spät dran. In der Eile vergesse ich ihn darauf hinzuweisen, dass ich den Monitor lediglich beiseitegestellt habe, und bevor ich es verhindern kann, ist Walter schon losgerannt, um einen neuen zu besorgen. Da er längere Zeit verschwunden bleibt, nehme ich auf Anweisung eines zweiten Pflegers den zum Patienten gehörigen Monitor vom Beistelltisch herunter und beginne gerade, ihn anzuschließen, da kehrt Walter meckernd zurück. Es dauert einen Moment, bis ich realisiere, dass seine Beschimpfungen mir gelten. Fragend schaue ich ihn an. „Ne, mach ruhig weiter", faucht er mit einem Blick auf das EKG, welches ich dem Patienten gerade anlege. Gleichzeitig rammt er „seinen" Monitor in die Steckdose. Perplex halte ich inne: „Ich dachte, ich könne dir helf–" „Wozu denn?! Ich habe doch gesagt, ich brauche keine Hilfe!", giftet Walter.

Ich bin total von den Socken. In einem Versuch, mich zu wehren, bemerke ich trotzig: „Ich kann auch gehen, wenn ihr mich hier nicht braucht!" „Na, dann geh' doch!", pampt er mich an. Ungläubig bleibe ich auf dem Fleck stehen. *Was muss bloß der wache Patient von uns denken.* Der Anästhesist und der andere Pfleger tun so, als ob sie nichts gehört hätten und arbeiten schweigend weiter. Mit verschränkten Armen beobachte ich das Treiben – so schnell lasse ich mich nicht vertreiben.

Und tatsächlich gestattet der Anästhesist mir kurz darauf meinen ersten Intubationsversuch seit Tagen. Wie es das Schicksal so will, gelingt es mir in dieser Stresssituation allerdings nicht, die beste Larynxaufsicht (CL 1) mit dem Laryngoskop einzustellen. „Egal", sagt der Arzt. „CL 2 reicht, steck' rein!" Während Walter mir mit abwertendem Blick auf die Finger schaut, versuche ich mit zitternden Händen, den Tubus in den sichtbaren Larynxanteil des Patienten hineinzumanövrieren. Doch der unflexible Beatmungsschlauch lässt sich nicht ausreichend weit vorschieben, und nach ein paar Sekunden muss ich aufgeben. „Da ist jetzt aber Blut am Tubus!", bemerkt Walter verächtlich. „Du hast bestimmt einen Zahn verletzt!" *Ja, als ob.* Ich habe die Zähne mit dem Laryngoskop nicht einmal *berührt.*

Ich bebe vor Wut, möchte die Situation aber nicht bei diesem Ausgang belassen. Als Walter kurze Zeit später allein im Zimmer ist, nehme ich all meinen Mut zusammen: „Walter, hör mal, tut mir leid, wenn das gerade falsch rübergekommen ist, ich wollte dir wirklich nicht –" „Es ist mir völlig egal, was du wolltest", keift Walter. „Du machst hier deinen Job und ich mach' meinen. Wenn du nicht zurechtkommst, fragste die Leute, die für dich zuständig sind, aber *nicht mich!"* Verwirrt stammele ich: „Aber das meinte ich doch gar nicht, ich –" Er unterbricht mich erneut: „Jaja, *sicherlich* meintest du das nicht so. Wenn du eh alles besser weißt, kannste hier ja in der Pflege anfangen!" Vor sich hin fluchend verlässt er das Zimmer.

Ich bleibe sprachlos zurück und spüre, wie mir Tränen in die Augen schießen. Mit gesenktem Blick verlasse ich den OP-Saal, laufe in die Umkleidekabine und fange hemmungslos an zu weinen. Natürlich ist die Situation nicht *derartig* dramatisch gewesen, als dass sie eine solch heftige Reaktion meinerseits „rechtfertigen" würde, doch für mich hat sie das Fass zum Überlaufen gebracht: Seit Tagen stehe ich morgens um 5 Uhr auf, fühle mich acht Stunden lang unerwünscht und lerne dabei so gut wie nichts. Obwohl ich mit anpacken könnte, stoßen meine Einbringungsversuche stets auf Ablehnung. Am liebsten würde ich gehen und nicht wiederkommen.

Hör auf mit dem Selbstmitleid, denke ich. *Was glaubst du denn, was die anderen erleben. Und jetzt reiß' dich zusammen und geh' zurück, es gibt Schlimmeres im Leben.*

Doch vor der Umkleidekabine sackt mein Kreislauf zusammen und ich muss mich hinsetzen. Während ich verheult auf dem Boden hocke, läuft Walter glucksend an mir vorbei.

Weil ich den Vorfall nicht auf mir sitzen lassen möchte, beschließe ich, das erste Mal in meiner gesamten PJ-Zeit den PJ-Beauftragten um Hilfe zu bitten. Ich habe kaum sein Zimmer betreten, da fange ich schon wieder an zu weinen. *Wie peinlich.* Schluchzend berichte ich, was vorgefallen ist, und frage den Arzt, ob es eine bessere Lösung für die Situation gegeben hätte. Er verneint, möchte aber den Namen der Pflegekraft wissen. Ich schüttele vehement den Kopf – schließlich geht es mir nicht darum, Walter anzuschwärzen. Der Arzt schaut mich schief an: „Ich finde eh heraus, in welchem Saal du warst", sagt er grinsend. Widerwillig nenne ich Walters Namen. Er nickt seufzend. „Ja, der Umgang mit ihm ist manchmal nicht so einfach", sagt er. „Tut mir leid, dass er so gemein zu dir war. Möchtest du einen Kaffee?"

Obwohl ich den Zuspruch des PJ-Beauftragten erhalten habe und es nicht das erste Mal in meiner Studienzeit ist, dass ich im Beisein von wachen Patient*innen schikaniert und vorgeführt werde, hat der „Walter-Moment" etwas verändert: Von jetzt auf gleich verspüre ich regelrecht Übelkeit bei dem Gedanken, wieder an den Ort zurückzukehren, an dem ich mich derart unsicher und unwillkommen fühle.

Abends telefoniere ich mit meinem Freund. „Scheiß' doch auf den blöden Mistkerl", meint er. „Der kann dir gar nichts!" Liebend gerne würde ich seinem Rat Folge leisten, doch der

„Walter-Moment" repräsentiert für mich die Gesamtheit aller negativen Emotionen, die ich in den letzten Wochen erlebt habe: Nicht vernünftig eingearbeitet werden, überfordert sein, unter Druck gesetzt werden, mich fehl am Platz fühlen, unfreundlich behandelt werden, nicht genau wissen, was meine Aufgaben sind.

Ich gebe mir zwar Mühe, weiterhin motiviert um 7 Uhr morgens in der Uniklinik stramm zu stehen, doch mittlerweile habe ich solche Angst davor, aufgrund von Fehlern eine erneute Angriffsfläche für Beschimpfungen zu bieten, dass ich mir selbst nichts mehr zutraue und den Spaß an den wenigen mir überlassenen, invasiven Aufgaben verliere. Das einzige Mal, als ich im OP beispielsweise einen ZVK legen darf, betreten die Chirurg*innen bereits währenddessen den Einleitungssaal und beginnen aus „Zeitmangel" schon einmal, die Patientin zu lagern. Mein Herz rast und der mich anleitende Arzt muss mir zur Hilfe kommen, während der anwesende Krankenpfleger angesichts der wackelnden Punktionskanüle und der unnötigen Stresssituation lautstark kommentiert, dass die Uniklinik ein Lehrkrankenhaus sei.

*Ich habe mich doch sonst nie **derartig** aus dem Konzept bringen lassen, wenn etwas nicht auf Anhieb funktioniert hat. Warum setze ich mich nun so unter Druck, alles perfekt machen zu wollen?*

In meiner vierten Woche begegne ich zufällig dem PJ-Beauftragten: „Und, hast du heute einen besseren Tag?", fragt er freundlich. Ich nicke, auch wenn es mir nicht gut geht. Was soll ich ihm auch entgegnen? „Die anderen PJler*innen haben schon viel mehr ZVKs gelegt als ich", „Deine Kolleg*innen bilden mich nicht vernünftig aus", oder „Der zwischenmenschliche Umgangston in dieser Abteilung ist mitunter einfach nur zum Abgewöhnen"?

Im Nachhinein weiß ich, dass ich ihn durchaus um Unterstützung oder einen Stationswechsel hätte bitten dürfen, doch war ich damals der Meinung, dass ein solches Gespräch nicht viel bewirken würde. Heute bereue ich es, dass ich meine Schwierigkeiten erst in der finalen Tertial-Rückmelderunde thematisiert habe, denn im Rahmen dieser Veranstaltung ist unseren Kritikpunkten und Verbesserungsvorschlägen aufmerksamst zugehört worden.

Ich realisiere, dass ich am Ende meiner Bewältigungskapazitäten angekommen bin. Obwohl ich viel reflektiere, Eigeninitiative zeige und versuche, mir mein Unwohlsein nicht anmerken zu lassen, kann ich aufgrund der im OP herrschenden Umstände kein Oberwasser gewinnen.

Einem Teil meiner Mitstreiter*innen ergeht es ähnlich wie mir: Auch sie geraten vermehrt an Ärzt*innen, von denen sie nichts lernen und denen sie es nicht recht machen können. Ihnen scheinen diese Begegnungen allerdings nicht so sehr aufs Gemüt zu schlagen wie mir.

Im Kontrast dazu stehen die hochmotivierten PJler*innen aus dem ersten Tertial: Sie betonen stets, wie wohl sie sich in der anästhesiologischen Abteilung fühlten, wie viel sie schon gelernt hätten und wie viel man sie machen ließe.

> **Pro-Tipp № 26:** Achtet darauf, im Austausch mit euren Mit-PJler*innen nicht wiederholt ungefragt anzumerken, dass es bei euch gerade *besonders* gut läuft. Solltet ihr gefragt werden, ist eine ehrliche Antwort natürlich angebracht, aber Sprüche wie „ich darf die ganze Station allein schmeißen!" lösen bei euren Kommiliton*innen in erster Linie ein vermeidbares Gefühl von Unzulänglichkeit aus.

Abends komme ich nun regelmäßig ausgelaugt nachhause und liege mit Bauchschmerzen und klopfendem Herzen auf dem Sofa: Mir graut es vor dem nächsten Tag. Da ich weder

Zeit noch Energie für Freunde, Sport und Hobbies habe, fehlt mir der positive Ausgleich. Angesichts der schlechten Stimmung und meiner negativen Erfahrungen in der anästhesiologischen Abteilung verspüre ich eine derartige Demotivation, dass ich selbst mein bislang unumstößliches Berufsziel, Ärztin werden zu wollen, ernsthaft in Frage stelle. Wie soll es bloß werden, wenn ich erst anfange zu arbeiten? Sagen nicht immer alle, dass die ersten Monate als Assistenzärzt*in wirklich hart werden? Wie soll ich das alles schaffen, wenn ich jetzt schon das Gefühl habe, am Limit meiner Belastungsgrenze angelangt zu sein?

> **Pro-Tipp № 27:** Mental belastende Situationen erschöpfen weitaus mehr, als man auf den ersten Blick glauben mag. Wir sollten nicht unterschätzen, welche Auswirkungen zu frühes Aufstehen in Kombination mit langen Arbeitszeiten, mangelnder Miteinbeziehung, Perfektionsdruck, fehlender Wertschätzung und einer gewissen „Sinnlosigkeit" der eigenen Anwesenheit auf uns haben können.

Ich bin mir sicher, dass jede und jeder von uns derartige Situationen aus eigener Erfahrung kennt. Doch warum ist das (deutsche) medizinische Ausbildungssystem von einer solchen Härte geprägt? Geht es darum, uns auf stressige und belastende Geschehnisse des Arbeitslebens vorzubereiten? Sollen wir lernen, unter Druck und Anspannung fehlerfrei zu funktionieren? Ist es gewünscht, dass wir emotional „abhärten", um uns nicht in einzelnen Patientenschicksalen zu verlieren? „Dürfen" wir keine Fehler machen, damit uns später keine Behandlungsfehler unterlaufen?
Ich kann diese Fragen nicht beantworten. Was ich allerdings weiß ist, dass ich in Momenten, in denen respektlos und bedrängend mit mir umgegangen worden ist, weniger gelernt

und um einiges schlechter gearbeitet habe, als wenn ich mich wertgeschätzt gefühlt habe. Stress, Missgunst und psychischer Druck begünstigen Fehler weitaus stärker als eine konstruktiv-kritische Ausbildungskultur.

Wie kann es sein, dass in einem Beruf, der sich die menschliche Genesung zum Ziel setzt, mitunter derart unmenschlich miteinander umgegangen wird? Warum ist es geradezu verpönt, Anzeichen von Verletzlichkeit, Angst und Schwäche an den Tag zu legen? Wer hat festgelegt, dass wir bereits im Studium lernen müssen zu funktionieren, indem uns nur eine bestimmte Anzahl an Fehlterminen zugestanden wird, verpasste Klausuren erst im nächsten Semester wiederholt werden können und krankheitsbedingte Fehltage im PJ als „Urlaubstage" gelten?

In diesen Tagen erwerbe ich für mich essenzielle Erkenntnisse: **1)** Wertschätzung und Miteinbeziehung sind nicht nur wichtig, sondern das A & O eines jeden Ausbildungsverhältnisses. **2)** Dem deutschen Gesundheitswesen fehlt es an einem offenkonstruktiven Umgang mit Fehlern, an Toleranz gegenüber Unvollkommenheit und an Pflege von Gesprächskulturen. **3)** Mein Selbstbild als angehende Ärztin ist nicht geprägt von Perfektionismus und Unfehlbarkeit, sondern von Menschlichkeit, Rücksichtnahme und Zuwendung.

Angesichts der Tatsache, dass ich alle meine persönlichen „Interventionsstrategien" ausgereizt habe, beschließe ich, meinen emotionalen „Negativ-Triggern" im wahrsten Sinne des Wortes aus dem Weg zu gehen: Nicht selten laufe ich morgens in einen Einleitungssaal, um Sekunden später auf dem Absatz kehrt zu machen, weil ich Walters garstigem Blick begegne. Um die OP-Zeit für mich dennoch einigermaßen erträglich zu gestalten, frage ich eine nette Kollegin, an welche Ärzt*innen es sich „in Eigenregie" (sprich ohne offizielle Einteilung) zu halten lohnt. Und tatsächlich: Zwar darf ich bei den von ihr „empfohlenen" Anästhesist*innen ebenfalls nicht sonderlich viel praktisch mitarbeiten, aber wenigstens gehen sie respektvoll mit mir um und erklären mir viel.

Hilfreich ist außerdem, dass uns zwei herausragende Anästhesistinnen zu Tertialbeginn beigebracht haben, wie man Echokardiographien anfertigt: So kann ich an vielen Nachmittagen die Gelegenheit nutzen, um zum *Selbstständigen Üben* früher aus dem OP zu verschwinden.

Mein persönlicher Lichtblick stellt der nach einigen Wochen bevorstehende Rotationswechsel auf eine chirurgische Intensivstation dar. Ich habe zunächst Glück: Die dort arbeitenden Anästhesist*innen sind ausgesprochen freundlich, verpassen mir eine vernünftige Einarbeitung und lassen mich als Teil des Teams eigene Patient*innen betreuen.

Doch schon nach wenigen Stunden gerate ich erneut mit dem Pflegepersonal aneinander: Als ich beim Frühstücken aus einem dicken Ordner mit Beatmungsanleitungen die wichtigsten Informationen herausschreibe, fragt mich eine Pflegerin schnippisch, was ich dort tun würde. Es sei doch meine Aufgabe, praktisch zu arbeiten? „Keine Sorge, ich gehe gleich zu meinen Patienten", erwidere ich betont freundlich, während Wut in mir hochsteigt: Wochenlang interessiert sich niemand dafür, was ich tue, und nun, da ich endlich eine Aufgabe habe, ist auch das wieder falsch? Es kann *ihr* doch ohnehin *völlig* egal sein, womit ich meine PJ-Zeit verbringe?

Ich fühle mich vertrieben und verlasse den Frühstücksraum in Richtung Patientenbett. Zwei Pflegerinnen sind gerade dabei, „meinen" Patienten zu waschen, und so stelle ich mich zunächst an den Rand des Zimmers, um mir von dort aus einen Überblick zu verschaffen. „Das ist jetzt gerade *ganz* schlecht!", keift Schwester Agneta. Ich hebe entschuldigend die Hände:

„Das sehe ich", sage ich, „deswegen schaue ich mir ja auch erst einmal nur die Kurve an!" „*Ne, das geht jetzt* **wirklich gar nicht**!", ruft Agneta erbost. Seufzend gehe ich hinaus.

Die Ärzt*innen sind verschwunden, einen Arbeitsplatz habe ich nicht und in die Küche mag ich auch nicht zurückkehren. Zum x-ten Mal in diesem Tertial habe ich das Gefühl, nicht erwünscht zu sein. In einem Vierteljahr bin ich Ärztin – wie kann es angehen, dass man mich hier wie eine lästige Schülerpraktikantin behandelt? Vor einem erneuten Tränenausbruch bewahrt mich in dieser Situation lediglich eine mit mir eingeteilte, chirurgische PJlerin, die mir geduldig zeigt, wie sie auf der Intensivstation arbeitet.

Trotzdem bin ich an jenem Abend am absoluten Tiefpunkt meines PJs angelangt: *Ich will einfach nicht mehr.* Nicht mehr Studentin sein, nicht mehr Handlangeraufgaben übernehmen, nicht mehr angemeckert werden, nicht mehr zu einem „Ausbildungspraktikum" gezwungen werden, in dem ich nichts lerne. Ich strahle eine solche Depressivität aus, dass selbst mein im landwirtschaftlichen Bereich tätiger Freund anmerkt, dass er keine Lust mehr aufs PJ habe. Bemerkenswerterweise wird er dennoch nicht müde, mich aufzumuntern: „Sieh es doch mal so", sagt er. „Das, was du gerade auf menschlicher Ebene lernst, ist doch fast wichtiger als das Fachliche. Du musst früher oder später ohnehin damit umgehen können, dass sich Leute anmaßend und unfreundlich dir gegenüber verhalten werden."

> **Pro-Tipp № 28:** Rückblickend weiß ich, dass mein Freund mit seiner Anmerkung den Nagel auf den Kopf getroffen hat: Auch wenn wir es vielleicht als nebensächlich erachten, geht es im PJ eben auch darum, sich in die sozialen Gefüge des klinisches Alltages einzufinden.

Meine Kommiliton*innen geben sich ebenfalls Mühe, mich aufzubauen: Das PJ sei bald vorbei; ich solle mir die Kommentare der Mitarbeiter*innen nicht so zu Herzen nehmen; alles würde bestimmt bald wieder besser werden. Wirklich helfen tut mir in dieser Situation jedoch vor allem die Tatsache, dass mir befreundete Ärzt*innen berichten, am Ende ihres Praktischen Jahres ebenfalls „PJ-müde" geworden zu sein. Offenbar ist es „normal", dass meine Motivation auf der PJ-Zielgeraden auf der Strecke bleibt.

> **Pro-Tipp № 29:** Überdruss auf den letzten PJ-Metern ist nichts Ungewöhnliches. Auf lange Sicht tut es niemandem gut, sich in einem Abhängigkeitsverhältnis zu befinden. Wir alle haben irgendwann den Punkt erreicht, an dem wir Dinge endlich „selbst machen" wollen.

In den nächsten Tagen mache ich also ausschließlich „mein Ding": Ich betreue Patient*innen, stelle ihre Fälle in den Oberarztvisiten vor, führe Echokardiographien durch und bringe mir durch mein selbstständiges Arbeiten viel über Hämodynamik, Kreislauf- und Beatmungsmanagement bei. Nach und nach gewöhne ich mich an den intensivmedizinischen Alltag und fühle mich wieder wohler. Zudem habe ich Glück, an eine engagierte ärztliche Supervisorin zu geraten, die mich beim Legen meines zweiten ZVKs unterstützt sowie mich ohne Aufsicht Wacharterien stechen lässt. In ihrer Anwesenheit habe ich das erste Mal seit langem wieder das Gefühl, ein gleichwertiges Mitglied des Stationsteams darzustellen.
Um zu vermeiden, dass im Zuge meiner Tätigkeiten unnötiger Missmut aufkommt, kläre ich jeden Morgen mit den Pflegekräften ab, wann ich am Krankenbett arbeiten kann. Viele Pfleger*innen freuen sich über diese Herangehensweise und die Zusammenarbeit mit ihnen funktioniert reibungslos.

Trotzdem existieren weiterhin Härtefälle: Schwester Agneta zum Beispiel gestattet mir nach wir vor nur widerwillig Zugang zu ihrem Patienten – denn eigentlich müsse sie genau *jetzt* Medikamente verabreichen. Ich reduziere meine dreiminütige Untersuchung daher auf das Allernötigste und schaue mir danach nur noch die Kurven an, während Agneta Ewigkeiten lang auf ihrem Handy herumtippt. *So* eilig scheint sie es dann doch nicht zu haben. Einen chirurgischen Assistenzarzt trifft es härter: Er erhält von Pflegerin Susi einen verbalen Einlauf, dass er „nicht einfach ans Patientenbett zu gehen hätte, ohne dies vorher mit ihr abzusprechen". *Okay.*

Ich habe zwar großen Respekt vor der Arbeitsleistung der Pflegekräfte und halte nichts von steilen Hierarchien, doch sollte weder ärztliches noch pflegerisches Personal Anspruch auf eine „Vormachtstellung" am Patientenbett erheben.

Warum ist kollegiales Arbeiten auf Augenhöhe heutzutage immer noch so schwierig? Warum muss ich als Medizinstudierende (und offenbar auch als Ärztin) geradezu unterwürfig darum betteln, der alltäglichen Stationsarbeit an Patient*innen nachgehen zu dürfen? Warum werde ich als PJlerin so häufig in die Stereotypenschublade „arrogant & besserwisserisch" gesteckt und kann mich aus dieser erst befreien, wenn ich mich der Pflege gegenüber lange genug demütig erwiesen habe? Es können sich doch nicht alle meine Vorgänger*innen danebenbenommen haben? Warum lernt man sich nicht gegenseitig erst einmal kennen, bevor man sich verurteilt?

Ich fände es schön, wenn unsere Generation von Ärzt*innen sich dafür einsetzen würde, die Beziehung zwischen ärztlichem und pflegerischem Personal zu einem *konstanten Miteinander* werden zu lassen. Niemand braucht arrogante Weißkittel und notorisch nörgelnde Pflegekräfte. Mittels respektvollen Umganges, Anerkennung der jeweiligen Arbeitsleistung und gegenseitiger Unterstützung kann auf einfachste

Weise das Fundament für einen kollegialen Zusammenhalt geschaffen werden, von dem nicht zuletzt die Patient*innen aufgrund der sich als positive Begleiterscheinung verbessernden Versorgungsqualität profitieren.

> **Pro-Tipp № 30:** Ich bin in diesem Buch bereits mehrfach auf „klassisch"-schwierige Student*in-Ärzt*in-Pfleger*in-Begegnungen eingegangen. Ihr werdet auf Mitarbeiter*innen treffen, mit denen euch die Zusammenarbeit leichtfallen wird, die eure Arbeit zu schätzen wissen und die euch bei Unsicherheiten und Fragen weiterhelfen. Aber ihr werdet auch „unkooperative" Kolleg*innen vorfinden, welche sich geradezu „sperrig" verhalten *wollen*. Im Rahmen von **Pro-Tipp № 22** bin ich bereits auf die „Extremvarianten" solcher unangemessenen Umgangsformen eingegangen; hier soll es nun um die „milderen", aber dennoch zermürbenden Alltagsschikanierungen gehen.
>
> Egal, wer euch auf der Nase herumtanzt: Bleibt ruhig, höflich und respektvoll. Ihr werdet mitunter das Bedürfnis haben, jemandem die Meinung zu sagen zu wollen, und ihr werdet gewissen Mitarbeiter*innen gegenüber ständig den Drang verspüren, euch für jede Handlung rechtfertigen zu müssen. Versucht dennoch, mit gutem Beispiel voranzugehen und grundsätzlich ein deeskalierendes Verhalten an den Tag zu legen, auch wenn dies vielleicht nicht immer eurer präferierten Reaktionsweise entsprechen mag.
>
> Wie man mit zwischenmenschlich problematischen Situationen letztendlich genau umgehen „sollte", variiert kontextabhängig stark: Manchmal ist es gut, sich zu wehren und den eigenen Frust zu thematisieren. In anderen Momenten ist es empfehlenswerter, der oder die Klügere zu sein und nicht auf bissige Kommentare einzugehen. Und

in wieder anderen Situationen hilft es paradoxerweise, *besonders* freundlich zu sein.

Genau wie für den operativen Bereich gilt natürlich auch hier, dass ihr euch Hilfe suchen solltet, wenn ihr euch von respektlosem, schikanierendem Umgang belastet fühlt.

How to Lehre

Nachdem ihr nun alle **Pro-Tipps** kennt, auf Basis derer ihr euch hoffentlich trocken(er)en Fußes durch euer PJ manövrieren könnt, möchte ich abschließend darauf eingehen, wie wir als angehende Ärzt*innen selbst gute Ausbilder*innen werden können.

Beginnen möchte ich mit einem meiner persönlichen Negativbeispiele in Bezug auf ärztliche Vorbild- und Lehrfunktion:

In meinem ersten Dienst betritt ein älterer Herr mit Herzinfarktsymptomatik die Notaufnahme. Der anwesende Arzt namens Christian untersucht den Patienten bereits ruppig.

„Tut's hier weh?", fragt Christian, und schlägt dem Patienten in die Flanken. „Hmm, jaa ...", erwidert der Mann zögerlich. „Aber eben tat es Ihnen doch noch woanders weh!", entgegnet Christian. In seiner Stimme schwingt ein provozierender Unterton mit. Der Patient hebt verzweifelt die Schultern, hält sich mit schmerzverzehrtem Gesicht den Bauch und ist mit der Situation offensichtlich überfordert. „Ach, auch Bauchschmerzen?", fragt Christian. Der Patient druckst herum: Offensichtlich ist der letzte Stuhlgang schon eine Weile her. „Na Mensch, wenn Sie mal keine Verstopfung haben!", unkt Christian.

Ich hätte dem aufgewühlten Mann gerne beruhigend zugeredet, doch möchte ich dem auf Krawall gebürsteten Christian auf keinen Fall eine zusätzliche Angriffsfläche bieten.

Während ein 12-Kanal-EKG geschrieben wird, lege ich einen Zugang. Als ich kurz einen Blick auf das Blutentnahmetablett werfe, kommentiert Christian schnippisch, dass *er* sich vor der Blutentnahme immer alles vorbereiten würde. „Es *ist* doch alles vorbereitet", entgegne ich irritiert, entdecke das benötigte Pflaster und klebe die Braunüle fest. Da der Patient sitzt und das Anlegen der Braunüle doch eine Weile gedauert hat, möchte ich den Stauschlauch vor der Blutentnahme kurzzeitig lösen, damit es beim Adapterwechsel weniger stark blutet und die Kaliumwerte nicht verfälscht werden. Sofort faucht Christian: „Warum willst du denn jetzt entstauen?! Du sollst doch Blut abnehmen. Wenn du noch länger wartest, kannst du deine Kaliumwerte vergessen!" Ich schlucke meine Rechtfertigungen herunter und beende die Blutentnahme, während Christian Entwarnung bezüglich eines STEMIs gibt.

Um die Zeit bis zum Vorliegen der Troponinwerte zu nutzen, soll ich eine Abdomensonographie durchführen. Eine der Elektroden des Monitor-EKGs befindet sich jedoch im Weg und ich bin unsicher, ob ich die Elektrode ohne Weiteres an eine andere Stelle kleben kann. Eine vorbeilaufende Schwester bejaht, dass ich die entsprechende Elektrode kurzzeitig abnehmen dürfe, und so ziehe ich die Elektrode ab und beginne mit der Untersuchung. Da kommt Christian angeschossen, schnappt sich anklagend die Elektrode und kräht: „Wie willst du den Patienten denn auf einen Herzinfarkt monitoren, wenn du alle Elektroden abbaust? Wir haben einen STEMI zwar ausgeschlossen, aber eine vernünftige Überwachung kannste so vergessen!" „Aber ich habe doch gefragt … ", stammele ich. Meine Erklärungsversuche interessieren Christian nicht. Er hat den Glauben in meine Fähigkeiten offenbar endgültig verloren, klatscht die abgelöste Elektrode lieblos auf den Patientenbauch und verlässt nörgelnd den Raum.

- So, und nun genug über Missstände im deutschen PJ geläs-
tert! Wie können *wir* es besser machen?

Zunächst möchte ich euch ans Herz legen, eure PJ-Erlebnisse
zu reflektieren und auf Plattformen wie *PJ-Ranking* oder *Ethimedis* darüber zu berichten. Durch das Hinzufügen anonymer
Erfahrungsberichte gebt ihr nachfolgenden Studierenden authentische Einblicke und ermöglicht ausbildenden Ärzt*innen
vor Ort, eure Kritikpunkte sortiert zu erfassen. Zudem erhöht
euer Feedback den Anreiz für Kliniken, das zusammen mit
der *Bvmd* vergebene „Faires PJ-Zertifikat" zu erwerben und
zukünftig optimierte Ausbildungs- und Rahmenbedingungen
zu schaffen. Nur durch das Thematisieren von unzureichen-
den Lehrstrukturen können wir aktiv etwas verändern.
Ferner könnt ihr euch aktiv in Studierenden-AGs wie der „Faires PJ"- Initiative engagieren oder diese unterstützen.

Darüber hinaus möchte ich auf das „PJplus"-Projekt des Uni-
versitätsklinikums Jena (UKJ) aufmerksam machen. Jenes bereits 2012 eingeführte Mentoring-Programm zur strukturier-
ten Verbesserung der Ausbildung im Praktischen Jahr wurde
durch den „Qualitätspakt Lehre" des Bundesministeriums für
Bildung und Forschung anschubfinanziert. Daraus hervorge-
gangen ist vor allem ein Handbuch für PJ-Beauftrage und
Mentor*innen des UKJ, dass den Lehrenden Hintergründe,
Ziele und Organisatorisches zur Gestaltung eines lernwirksa-
men PJs vermittelt (https://www.uniklinikum-jena.de/studien-
dekanat_media/Downloads_%C3%B6ffentlich/Ser-
vice+und+Beratung/Handbuch+PJ+Betreuer+_+%C3%9Cberar-
beitung+JB+2019_12-p-17858.pdf).
Einige Eckdaten bezüglich „PJplus" und dem Nachfolgermo-
dell „PJplus 2.0" habe ich in einem *Q & A* zusammengefasst:

- Wie haben Studierende, die „PJplus" erlebt haben, dieses Projekt bewertet? Sie beschrieben es als signifikante Bereicherung ihrer praktischen Ausbildung (UKJ, 2017).
- Ist das Programm inzwischen deutschlandweit etabliert worden? Leider nein, leider gar nicht.
- Woran scheitert die flächendeckende Einführung des Projektes? Eine zufriedenstellende Antwort auf diese Frage ist mir bislang nicht bekannt. Ich nehme jedoch an, dass es vor allem an Finanzierungsmöglichkeiten und „exekutiver Endstrecken-Umsetzung" im Klinikalltag hapert.
- Wann und wie habe ich das erste Mal vom „PJplus"-Projekt erfahren? Kurz vor Ende meines praktischen Jahres erzählte mir ein Kommilitone, dass seiner PJ-Kohorte das Angebot einer einmaligen „PJ-Sprechstunde" unterbreitet worden sei. Da er diesen Versuch von Ausbildungssupervision euphemistisch als „PJplus" betitelte, setzte ich mich intensiver mit der Thematik auseinander und stieß überrascht auf die erwähnten Verbundprojekte.

Wie kann es angehen, dass ich erst nach meinem PJ auf jene herausragenden Reformierungsprogramme gestoßen bin? Warum weiß an meiner Heimatuniversität kein Medizinstudierender von besagten Projekten und warum wird PJ-Anfänger*innen seitens des Dekanats keine Empfehlung zur Heranziehung jener Konzepte ausgesprochen?

Ich möchte daher folgenden Vorschlag erneut betonen: Bevor wir weiter auf die bundesweite Verwirklichung von Programmen wie „PJplus" warten, sollten wir **begleitend** damit beginnen, die Dinge selbst in die Hand zu nehmen. Es ist nicht schwierig, unseren PJler*innen ein lehrreiches Praktisches Jahr zu verschaffen, und schon gar nicht, wenn wir die folgenden Kernregeln beherzigen:

1) Schenkt euren PJler*innen Aufmerksamkeit und *sprecht* mit ihnen darüber, was in eurem Kopf vorgeht.

2) Zeigt ihnen die Station, erklärt ihnen die grundsätzlichen, alltäglichen Abläufe und teilt ihnen mit, wo sie sich einen Arbeitsplatz einrichten können.

3) Erläutert, wann Pausen gemacht werden und wann für eure PJler*innen voraussichtlich Feierabend ist. Planbarkeit stellt eine essenzielle Komponente eigenständigen Arbeitens dar.

4) Thematisiert mit euren PJler*innen, was ihre Tertial-Ziele sind. Findet heraus, was sie bereits können und was sie gerne lernen möchten.

5) Definiert die Aufgaben eurer PJler*innen präzise und erzieht sie zu Eigenständigkeit. Auf diese Weise habt weder ihr das Gefühl, ständig jemanden beschäftigen zu müssen, noch eure PJler*innen den Eindruck, keinen sinnvollen Beitrag zum Stationsalltag leisten zu können.

6) „Missbraucht" eure PJler*innen nicht für Tätigkeiten, die nicht in ihren Zuständigkeitsbereich fallen.

7) Außer langweiliger Schreibtischarbeit ist der Arbeitstag vor? Schickt eure PJler*innen nachhause. Achtet außerdem darauf, dass ihnen Zeit zum Mittagessen zur Verfügung steht – dieses ist oft ihre einzige Aufwandsentschädigung.

8) Bezieht eure PJler*innen in das Stationsgeschehen mit ein. Nehmt sie mit, wenn etwas „Spannendes" ansteht, lasst sie eigene Patient*innen betreuen und stellt ihnen Fragen.

9) Setzt eure PJler*innen nicht unnötig unter Druck. Fordert sie, aber überfordert sie nicht. Lasst sie „neue" Tätigkeiten ausprobieren, aber gewährleistet jederzeit eine adäquate Anleitung. Versucht außerdem, euch in sie hineinzuversetzen und vergesst nie, dass ihr selbst einmal angefangen habt.

10) Erteilt euren PJler*innen Feedback: Was hat gut funktioniert, was könnten sie noch besser machen? Lobt sie (denn das kommt im Medizinstudium definitiv zu kurz), bedankt euch für ihren Arbeitseinsatz und erkennt ihre Leistungen an.

11) Ihr habt in stressigen Situationen keine Zeit, euch um eure PJler*innen zu kümmern? Kein Problem. Äußert euer Bedauern, dass ihr momentan nicht ausreichend Kapazitäten habt. Wenn ihr eure PJler*innen im Vorfeld vernünftig eingearbeitet habt, werden sie in solchen Situationen auch selbstständig zurechtkommen. Ihr solltet ihnen nur niemals das Gefühl geben, dass euch ihre Anwesenheit grundsätzlich nicht interessiert.

12) Etwas läuft in Anwesenheit eurer PJler*innen schief? Reflektiert eure Fehler und lasst eure PJler*innen an eurem Lernprozess teilhaben. Studierende sollten lernen, dass Ärzt*innen Fehler unterlaufen (dürfen) und dass ein offener Umgang damit einen Mehrwert für alle Beteiligten darstellt.

13) Eure PJler*innen sind anderer Meinung als ihr? Vielleicht haben sie ja recht! Schreibt ihre Ansichten nicht zu schnell als verkehrt ab.

14) Gebt euren PJler*innen das Gefühl, dass ihr jederzeit ein offenes Ohr für ihre Anliegen habt. Fragt zwischendurch einmal nach, ob sie sich wohlfühlen.

15) Hinterfragt eure eigenen PJ-Erlebnisse: Nur weil mit euch auf eine bestimme Art und Weise verfahren worden ist, heißt das nicht, dass ihr eure PJler*innen ebenso behandeln solltet. Was hätte euch im PJ einen Mehrwert verschafft?

16) Eure PJler*innen werden unangemessen behandelt? Steht für sie ein und besprecht mit euren Kolleg*innen, wie sie sich besser verhalten könnten.

THE END

In meinen letzten PJ-Tagen bin ich auf der Schmerz- und Palliativstation eingeteilt. Nach den vielen Negativerfahrungen der letzten Wochen komme ich mir hier wie im PJler*innen-Himmel vor: Startschuss ist für Studierende um 10 Uhr morgens („Vorher erledigen wir eh nur Schreibkrams!"), die Mitarbeiter*innen verhalten sich kollegial und freundlich („Oh, du bist neu? Herzlich willkommen!") und ich werde als Lebewesen mit Gefühlen und menschlichen Bedürfnissen wahrgenommen („Du brauchst nicht den ganzen Tag allein vor deinem Arbeitsplatz hängen – in den Aufenthaltsräumen gibt es Kaffee, Obst, Kuchen und Gesellschaft!").

Auf dieser Station ticken die Uhren langsamer. Die Mitarbeiter*innen sind umsichtiger, sorgfältiger und nehmen sich viel Zeit, und ich werde von Anfang an als Teil des Teams in den Stationsalltag integriert. Das erste Mal seit langer Zeit fühle ich mich in meiner Rolle als PJlerin jederzeit wohl und kompetent. Die Patientenschicksale gehen mir natürlich nahe, doch ich merke, dass ich vom Umgang jener schwer kranken Menschen mit ihrer Situation auch eine Menge lernen kann. Von den Verhaltensweisen der Mitarbeiter*innen gegenüber den Patient*innen kann ich ebenfalls viel mitnehmen. Besonders beeindruckend finde ich, wie viele Patient*innen sich ihren Humor beibehalten: So entgegnet mir ein sehr alter, infaust an einem Karzinom erkrankter Mann auf meine das Aufnahmegespräch abschließende Frage, ob er noch etwas wissen möchte, lediglich trocken: „Wollen Sie mich heiraten?"

Und so endet mein PJ an einem sonnigen Tag im September unter strahlend blauem Himmel.

LITERATURVERZEICHNIS

PD Dr. med. Benedikt Braun (2019). Strukturierte Grundvoraussetzungen für das Praktische Jahr.
https://www.bdc.de/strukturierte-grundvoraussetzungen-fuer-das-praktische-jahr/ (Stand: 01.11.2019)

Friedrich-Schiller-Universität Jena (2017). Weiterentwicklung des Praktischen Jahres im Studiengang Humanmedizin.
https://www.uniklinikum-jena.de/studiendekanat/PJPLUS.html (Stand: 15.02.2017),
dazugehörige Publikation: Marie-Luise Lauterjung, Claudia Ehlers, Orlando Guntinas-Lichius (2021). PJplus - ein Projekt zur Verbesserung der Qualität der praktischen Ausbildung im Praktischen Jahr des Medizinstudiums.
https://www.sciencedirect.com/science/article/pii/S1865921721001094#!